家庭拔罐

速查手册

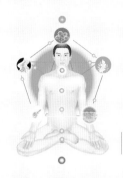

《健康大讲堂》编委会

主编

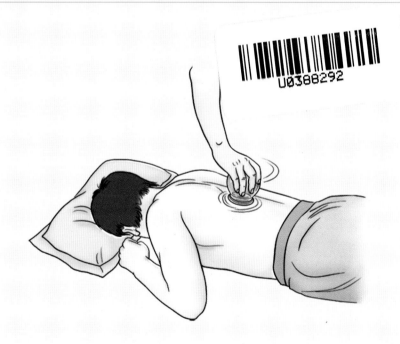

黑龙江出版集团

黑龙江科学技术出版社

保健养生"自然疗法"——拔罐

中医自成体系，源远流长而又博大精深，拥有许多独特的治疗方法。这些方法的基本原理都是运用各种天然药物和物理方法，通过刺激体表穴位以调整脏腑功能来达到治疗疾病的目的。这些方法使用安全，疗效明显，对于如哮喘、脑卒中后遗症等这些西医疗效欠佳的慢性病、疑难病也能收到意想不到的效果。在这些方法中，拔罐疗法就是最具代表性的一种，因为上述优点，拔罐疗法也因而被称为21世纪的"自然疗法"或"绿色疗法"。

拔罐疗法，又称"火罐气""角法"。是一种以杯罐作工具，借助热力排去其中的空气以产生负压，使其吸附于穴位皮肤或者患处，通过吸拔和温热刺激等，造成人体局部发生瘀血现象的一种治疗方法。

考古发现，早在西汉时期，中国就已经有了拔罐疗法。在湖南长沙马王堆汉墓中出土的《五十二病方》中，就有以兽角治疗疾病的记载。

东晋医学家葛洪著的《肘后备急方》里，也有角法的记载。唐代王焘著的《外台秘要》一书中，也曾介绍使用竹筒火罐来治病，如文内说："取三指大青竹筒，长寸半，一头留节，无节头削令薄似剑，煮此筒子数沸，及热出筒，笼墨点处按之，良久，以刀弹破所角处，又煮筒子重角之，当出黄白赤水，次有脓出，亦有虫出者，数数如此角之，令恶物出尽，乃即除，当目明身轻也。"唐代太医署还将"角法"单列为一门学科，学制三年，从理论、操作和临床等方面形成比较完整的医学体系。从以上介绍的情况来看，我国晋、唐时期就已非常流行用火罐疗病了。

唐以后的医家们，不仅继承了先人的成果，而且还进一步发展了拔罐疗法，使之发挥出了更大的作用。比如，宋代的医家就将拔罐疗法的适应证扩大到了内科疾病中。在宋代医书《苏沈良方》中，就有用火罐治疗久咳的记载。清代著名医药学家赵学敏曾用拔罐疗法治疗

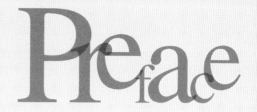

风寒头痛、风痹、腹痛等症。另一清代医家吴谦在《医宗金鉴·外科心法要诀》中记载了拔罐配合中医、针刺等治疗疾病的方法。

新中国成立后，拔罐疗法取得了更大的发展，临床应用从比较单一的范围已经扩展到内、外、妇、儿、骨、皮肤、五官等诸多分科。不仅如此，拔罐疗法还走出国门，受到了世界各国人民的喜爱。比如，拔罐疗法在法国被称为"杯术"，在俄罗斯被称为"瘀血疗法"。总之，拔罐疗法已经被越来越多的人所接受。

本书共分十六章，分别是认识拔罐疗法、常用罐具和拔罐方法、人体经络与腧穴、拔罐疗法的具体操作、拔罐养生疗法和各种疾病的拔罐疗法。从编辑逻辑上讲，这十六章主要分为两大部分：前五章为第一部分，主要阐述的是拔罐疗法的一些基本理论知识和一般性的实践操作技巧；后十一章为第二部分，主要论述的是拔罐疗法在治疗一些疾病时的具体应用，如采用拔罐疗法如何治疗糖尿病、如何治疗肩周炎，等等。

本书采用了读者易读、易学、易懂的图解形式。阅读时，读者可以一边读文字一边对照图解。对页左边的文字流畅优美，论述清晰；右边的图片写实详尽，将拔罐的过程、手法、技巧以及穴位的准确位置展现得一览无遗。这样会给读者阅读、理解、掌握拔罐疗法带来诸多便利，同时亦可以为读者节省不少宝贵的时间。

由于受到篇幅的限制，拔罐疗法对于各种疾病的应用不能一一详述，但是我们衷心希望您在看完此书后，对拔罐疗法获得一些基本的、正确的认识，或者是对拔罐疗法能够产生一些兴趣，抑或通过拔罐疗法使自身的疾病得到好转，这样的话，我们的目的就达到了。

阅读导航

我们在此特别设置了阅读导航这一单元，对内文中各个部分的功能、特点等做出说明，这必然会大大地提高读者在阅读本书时的效率。

图解
将正文的内容用图的形式展示出来

标题
从这里开始我们的阅读旅程

导语
总述这一节讲了什么

精彩正文
简单易懂的文字，让你轻松读懂拔罐知识

---

14 罐具排气方法演示

排气是拔罐前的一道必备操作，与拔罐效果密切相关。排气法可以分为：火力排气法、水罐排气法、抽气筒排气法和挤压排气法。

● 火力排气法

这是最常用的一种拔罐方法，即借助火焰燃烧时产生的热力，排去罐内空气，使之形成负压而吸着在皮肤上。具体来讲，火力排气法又可以细分为以下六种。

1. 投火法：这种方法多用于从侧面横拔人体的某些部位。具体操作方法是用镊子夹住酒精棉球，点燃后将酒精棉球投入罐内，然后迅速将罐扣在应拔部位上。或者不用酒精棉球，用软质纸也可以。即先将软质纸稍加折叠，折叠后的纸条长度要短于罐的高度，点燃后投入罐内，不要等纸条烧完，就迅速将罐扣在应拔部位上，并加以按压。这种方法的缺点是罐内有燃烧的物质，烧着的纸或酒精棉球球落下来有可能烧伤皮肤，所以最好让患者取侧位，罐口呈水平横拔。

2. 闪火法：这种方法适合于各种体位。具体操作方法是用镊子挟住燃烧的软纸或酒精棉球，伸进罐内旋转片刻，

然后迅速抽出，并立即将罐扣在应拔的部位上。此时罐内即可形成负压吸住皮肤。如果需要比较大的吸拔力时，可将正在燃烧的酒精棉球在罐内壁上涂擦，以使酒精沾在罐壁上燃烧。注意不要将酒精沾在罐口，这样会烫伤皮肤，然后将棉球抽出，并迅速将罐扣在应拔部位上。这种方法因罐内没有燃烧物，所以适用于各种体位。

3. 贴棉法：这种方法适合于侧面横拔。具体操作方法是取一块大小为0.5～1.0平方厘米的脱脂棉片，拉薄后用酒精浸湿，贴在罐内壁上中段处，用火点燃后迅速将罐扣在应拔部位上。采用此法时应注意棉片所浸含的酒精应当适中；如果酒精太多，点燃后滴到罐口，容易烧伤皮肤；酒精过少则贴不到罐壁上。

4. 滴酒法：这种方法适用于各种体位。具体操作方法是先在罐内底部滴入几滴酒精，然后将罐口横放，旋转1～3周，以使酒精均匀地流过罐内壁上。注

056 ·

火力排气法

投火法

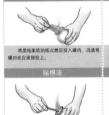

将质地柔软的纸点燃后投入罐内，迅速将罐扣在应拔部位上。

贴棉法

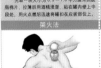

先取一块大小为0.5～1.0平方厘米的脱脂棉片，拉薄后用酒精浸湿，贴在罐内壁上中段处，用火点燃后迅速将罐扣在应拔部位上。

架火法

用不传热、不易燃的小物品放在应拔的部位上，然后再放上一个酒精棉球，点燃后将罐扣在应拔部位上。

疾病名

　　标题即是疾病名，从这里你能找到你想治的病

精确取穴

　　最新国际标准穴位图，直观展现每个穴位的精确位置

71 白内障

白内障是由于新陈代谢或其他原因发生障碍造成晶状体全部或部分混浊。常引起视力障碍的眼病，凡先天或后天发病，老化、遗传、代谢异常、外伤、辐射、中毒和局部营养不良等可引起晶状体囊膜损伤，使其通透性增加，丧失屏障作用，或导致晶状体代谢素乱，使晶状体蛋白发生变性，形成混浊。

白内障：常见于婴幼儿，眼睛的晶状体混浊可能不会继续发展，对视力的影响的部位和程度。

白内障：由于晶状体囊穿起，前者是穿孔性外伤，外伤引起的后果。

白内障：是由严重的虹膜对性青光眼、化脓性角膜等疾病引起的。检查时除，还可有其他异常，如角膜连等。

白内障：常常是两眼进行，多发于年龄在45岁以上，时罕见瞳孔内有灰白色混异常。

● 选穴及治疗方法

刺络罐法

　　所选穴位：大椎穴及后颈部、眼周围部分。

　　治疗方法：让患者取适当体位，在对所选穴位和部位进行常规消毒后，用梅花针叩刺之，然后取型号适宜的火罐，用闪火法将罐吸拔在治疗部位，留罐10～15分钟，两日1次，5～10次为1个疗程。

刮痧罐法

　　所选穴位：①肝俞、肾俞、风池、光明。②百会、攒竹、丝竹空、太阳、四白。

　　治疗方法：让患者取俯卧位，对①组穴的穴位皮肤进行消毒，采用刮痧板刮拭穴位皮肤，直至皮肤出现发红为止，最后再用闪火法将火罐吸拔在刮痧部位，留罐15～20分钟。对于②组穴，则只刮痧不拔罐。这样的治疗每两日1次，10次为1个疗程，每个疗程之间间隔5日。

拔罐选穴与治疗方法

精确取穴

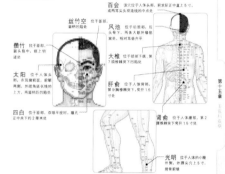

百会　　深穴位于人体头部，前发际正中直上5寸，或两耳尖头顶连线的中点处

丝竹空　位于面部，眉梢凹陷处

风池　　位于后颈部，枕骨之下，两条大筋外缘陷窝中，相对耳垂齐平

攒竹　　位于面部，眉头陷中，眶上切迹处

大椎　　位于后颈部下端，第7颈椎棘突下凹陷处

太阳　　位于人体头部，当眉梢与目外眦之间，向后约一横指的凹陷处

肝俞　　位于人体背部，第9胸椎棘突下，旁开1.5寸

四白　　位于面部，瞳孔直下，眶下孔凹陷处，正当目正视时的2睛孔中点

肾俞　　位于人体腰部，第2腰椎棘突下旁开1.5寸处

光明　　位于人体的小腿外侧，外踝尖上5寸，腓骨前缘

选穴及操作步骤

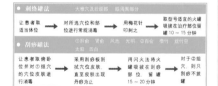

● 刺络罐法	大椎穴及后颈部　眼周围部分		
让患者取适当体位	→ 对所选穴位和部位进行常规消毒	→ 用梅花针叩刺之	→ 取型号适宜的火罐吸拔在治疗部位留罐10～15分钟

● 刮痧罐法	①肝俞　肾俞　风池　光明　②百会　攒竹　丝竹空　太阳　四白		
让患者取俯卧位对①组穴的穴位皮肤进行消毒	→ 采用刮痧板刮拭穴位皮肤直至皮肤出现痧痧为止	→ 用闪火法将火罐吸拔在刮痧部位留罐15～20分钟	→ 对于②组穴，则只刮痧不拔罐

精彩正文

　　清晰呈现疾病的诊断与拔罐治疗方法

拔罐流程表

　　直观的流程表格，使复杂的拔罐操作步骤一目了然

Contents 目录 ▶

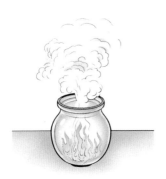

玻璃罐是现在最常用的拔罐器具之一，采用耐热质硬的透明玻璃制成，形状如笆斗，肚大口小，罐口平滑。

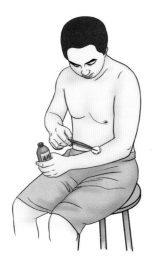

拔罐的消毒

在进行拔罐治疗前一般都要清洁皮肤、消毒罐具，此时就需要有消毒用品。拔罐选用的消毒用品一般都用酒精脱脂棉球。

第四章　拔罐疗法的具体操作

第五章　拔罐养生疗法

第六章　呼吸系统疾病

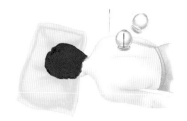

留针拔罐法

　　先选定穴位，并对其进行针刺，然后不出针在其上拔罐。此法多用于治疗时体位变动不大以及局部病痛而又病程较长的患者。

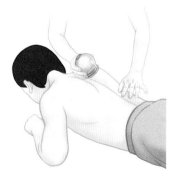

走罐法

　　本法又称推罐法或行罐法。多用于胸背、腹部、大腿等肌肉丰满、面积较大的部位。本法常用于治疗麻痹、肌肉萎缩、神经痛和风湿痹痛等症。

家庭拔罐速查手册

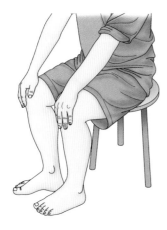

足三里穴

正坐，屈膝90°，手心对髌骨(左手对左腿，右手对右腿)，手指朝向下，无名指指端处即是该穴。

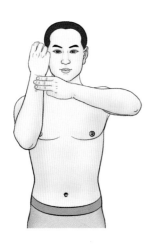

外关穴

取正坐或站位，一手屈肘手背向前，一手三指并拢，食指横纹贴住腕背横纹中点处，与之相对的无名指边缘处即是该穴。

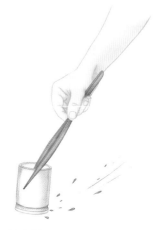

投火法

　　将质地柔软的纸点燃后投入罐内，迅速将罐扣在应拔部位上。

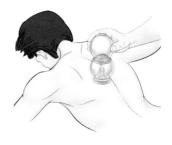

架火法

　　用不传热、不易燃的小物品放在应吸拔的部位上，然后再放上一个酒精棉球，点燃后将罐扣在其上。

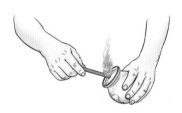

贴棉法

先取一块大小为0.5～1.0平方厘米的脱脂棉片，拉薄后用酒精浸湿，贴在罐内壁上中段处，用火点燃后迅速将罐扣在应拔部位上。

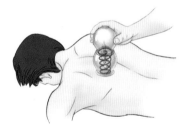

弹簧架法

先用1根长短适宜的铁丝绕成弹簧状，将弹簧的一端制成钩状。需要时将一个浸有酒精的棉球挂在钩上，点燃后将罐扣住即可。

第十六章　皮肤科疾病

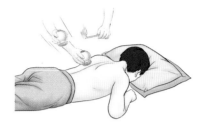

闪罐法

指罐具吸拔在应拔部位稍做停留后随即取下，反复操作至皮肤潮红时为止的一种拔罐方法。此法的兴奋作用较为明显，适用于肌肉萎缩、局部皮肤麻木、脑卒中后遗症、内脏病等病症。

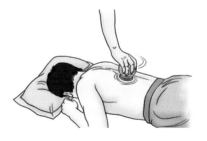

转罐法

转罐法是在摇罐的基础上发展起来的。通过增大对所留罐具的旋转力量，达到促进血液循环、增强治疗效果的目的。

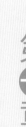

第一章 认识拔罐疗法

拔罐疗法是中国古代医学中一门独特的治疗方法，其历史源远流长，最早可以追溯到西汉时期。经过数千年的发展，拔罐疗法已经家喻户晓，深受人们的喜爱，又因为它的种种优点，而被人们称为21世纪的「自然疗法」。本章就介绍一些拔罐疗法的基础知识，如拔罐疗法的治疗范围、禁忌证、所需材料以及中医和现代医学对拔罐疗法的认识，等等。

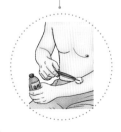

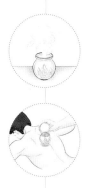

● **拔罐疗法的悠久历史**

拔罐疗法，在中国有着非常悠久的历史。

● **拔罐疗法的治疗范围**

有些情况是不宜拔罐的。

● **拔罐疗法的理论依据**

拔罐是通过对皮肤表面的吸拔作用治疗疾病。

● **拔罐疗法的作用机制**

拔罐可以调节人体功能，使之正常运行。

● **拔罐疗法的诊病功用**

拔罐能够判断疾病的性质和轻重程度。

本章看点

01 拔罐疗法的悠久历史

拔罐疗法，又称"火罐气""吸筒疗法"等，古称"角法"。这是一种以杯罐作工具，借助热力排去其中的空气以产生负压，使其吸拔于穴位皮肤或者患处，通过吸拔和温热刺激等，造成人体局部发生瘀血现象的一种治疗方法。能促进血液循环，激发精气，调理气血，达到提高和调节人体免疫力的作用。

● 拔罐疗法发展简史

拔罐疗法，在中国有着非常悠久的历史，因为古人常以一种挖空的兽角（动物犄角）磨成有孔的筒状，刺破脓肿后以角来治病，所以又称之为"角法"。考古发现，早在西汉时期，中国就已经有了这种疗法。在湖南长沙马王堆汉墓中出土的《五十二病方》中，也有以兽角治疗疾病的记载。

东晋医学家葛洪著的《肘后备急方》里，记载了用牛角来治疗痈肿的案例。在唐代，拔罐工具有了突破性改进，人们掌握了竹筒的制作工艺，采用水煮吸拔的方法，大大丰富了拔罐疗法的内容。唐代王焘著的《外台秘要》一书中曾详细记载了用竹筒火罐来治病的案例。

唐以后的医学家们，不仅继承了先人的优秀成果，而且还进一步发展了拔罐疗法，使之发挥出更大的作用。比如，到了宋金元时代，医学家们不仅把拔罐疗法的名称由"角法"替换成了"吸筒法"，而且拔罐方法也进一步由单纯的水煮拔筒法发展为药煮筒法，发挥了吸拔和药物外治的双重功效。此时，拔罐疗法已用于内科疾病的治疗。宋代医书《苏沈良方》中，就有用火罐治疗久咳的记载。到了明代，拔罐法已经成为中医外科中重要的外治法之一。主要用于吸拔脓血，治疗痈肿。到了清朝，拔罐疗法有了更大的发展，出现了陶土烧制成的陶罐，治疗范围也有了更大的突破，清代著名医药学家赵学敏曾用拔罐疗法治疗头痛、风痹、腹痛等多种内科病症。

● 新时期的拔罐疗法

新中国成立后，拔罐疗法取得了更大的发展，临床应用从比较单一的范围已经扩展到内、外、妇、儿、骨、皮肤、五官等诸多分科。不仅如此，拔罐疗法还走出国门，受到了世界各国人民的喜爱。比如，拔罐疗法在法国被称为"杯术"，在俄罗斯被称为"瘀血疗法"。总之，拔罐疗法已经被越来越多的人所接受，又因为一系列的优点而被称作是 21 世纪的"自然疗法"。

拔罐疗法简史图表

拔罐疗法在古代被称为"角法"，历史悠久，甚至可以追溯到西汉时期。经过2000多年历代医家的改良，拔罐疗法已经发展成为一种可以治愈内科、外科、妇科、儿科、皮肤科、五官科等方面诸多疾病的独特的治病方法。

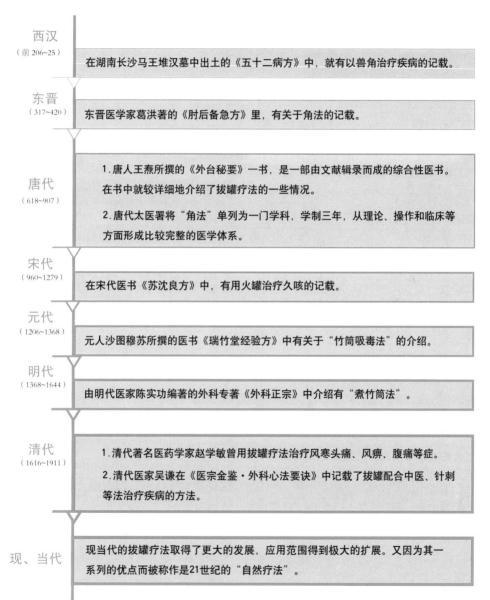

西汉
（前206~25）

在湖南长沙马王堆汉墓中出土的《五十二病方》中，就有以兽角治疗疾病的记载。

东晋
（317~420）

东晋医学家葛洪著的《肘后备急方》里，有关于角法的记载。

唐代
（618~907）

1.唐人王焘所撰的《外台秘要》一书，是一部由文献辑录而成的综合性医书。在书中就较详细地介绍了拔罐疗法的一些情况。

2.唐代太医署将"角法"单列为一门学科，学制三年，从理论、操作和临床等方面形成比较完整的医学体系。

宋代
（960~1279）

在宋代医书《苏沈良方》中，有用火罐治疗久咳的记载。

元代
（1206~1368）

元人沙图穆苏所撰的医书《瑞竹堂经验方》中有关于"竹筒吸毒法"的介绍。

明代
（1368~1644）

由明代医家陈实功编著的外科专著《外科正宗》中介绍有"煮竹筒法"。

清代
（1616~1911）

1.清代著名医药学家赵学敏曾用拔罐疗法治疗风寒头痛、风痹、腹痛等症。

2.清代医家吴谦在《医宗金鉴·外科心法要诀》中记载了拔罐配合中医、针刺等法治疗疾病的方法。

现、当代

现当代的拔罐疗法取得了更大的发展，应用范围得到极大的扩展。又因为其一系列的优点而被称作是21世纪的"自然疗法"。

02 拔罐疗法的治疗范围

拔罐疗法经过数千年的演变发展，其治疗疾病的范围已经从早期的单一疗法治疗疮疡，发展到用来治疗包括内科、外科、妇科、儿科、皮肤科、五官科等 100 多种疾病，但是也有一些情况下是不宜拔罐的。

● 拔罐疗法的适应证

1. 呼吸系统方面的疾病：急性支气管炎、慢性支气管炎、肺水肿、肺炎、哮喘、胸膜炎等。

2. 消化系统方面的疾病：急性胃炎、慢性胃炎、急性肠炎、慢性肠炎、消化不良、胃酸过多等。

3. 心血管系统疾病：高血压、脑血栓、心绞痛、心血供血不足以及心律失常等。

4. 神经系统方面的疾病：神经性头痛、肋间神经痛、坐骨神经痛、四肢神经麻痹、面神经痉挛、颈肌痉挛等症。

5. 运动系统方面的疾病：肩关节痛、肩胛痛、颈椎痛、肘关节痛、腰椎痛、膝关节痛、髋部痛、踝部痛等病。

6. 妇科方面的疾病：痛经、月经过多、闭经、盆腔炎等症。

7. 外科疮伤方面的疾病：毛囊炎、急性乳腺炎、疖肿等疾病。

8. 儿科方面的疾病：百日咳、流行性腮腺炎、小儿腹泻、小儿肺炎等。

9. 五官科方面的疾病：鼻出血、白内障、复发性口腔溃疡、急性扁桃体炎等。

健康保健方面：中医认为，拔罐疗法不仅可以治疗疾病，而且还可以无病防病，强身健体，固本培元。

● 拔罐疗法的禁忌证

虽然拔罐疗法有诸多好处，但是也有一些患者、人群或人体的某些部位是不适宜拔罐的。这些被称为"拔罐疗法的禁忌证"，具体有以下几种：①精神病、水肿病、心力衰竭、活动性肺结核等病症不适宜拔罐；②患急性骨关节软组织损伤者，患病部位不宜拔罐；③关节肿胀或严重水肿者，不宜拔罐；④皮肤溃烂者，不宜拔罐；⑤有严重过敏史的人，不宜拔罐；⑥患有传染性皮肤病者，不宜拔罐；⑦皮肤肿瘤患者，不宜拔罐；⑧患有出血倾向性疾病的，不宜拔罐；⑨颈部以及其他体表有大血管经过的部位不宜拔罐；⑩眼、耳、乳头、前后阴、心脏搏动处、毛发过多的部位以及骨骼凹凸不平的部位等，均不宜拔罐。

03 拔罐疗法的理论依据

> 现代医学认为，拔罐疗法之所以可以治疗疾病，是因为它通过对皮肤表面的吸拔作用，对人体各部分器官产生了一定的刺激作用，从而改善了机体组织间的营养状况，调整血液循环，促进新陈代谢。

● 机械刺激作用

拔罐疗法可对皮肤产生一种良性的机械刺激，机械刺激可以使局部皮肤的毛细血管充血、破裂，破坏血管内的红细胞，使人体出现自身的溶血现象。火罐吸拔力越大，这种溶血现象就越大，反之则越小。除此以外，这种机械刺激可以通过皮肤感受器、血管感受器等对大脑皮质产生刺激作用，并使之兴奋或者抑制。实验表明，当用轻而缓的手法拔罐时，可使神经受到抑制；当用强而急的手法拔罐时，可使神经得以兴奋。因此，拔罐正是通过对吸拔力大小的调节和对吸拔部位的不同而调节整个人体的脏腑功能，并使之趋于平衡的。

● 温热刺激作用

在拔罐过程中，火罐中的温热刺激可以使局部皮肤的血管扩张，并促进其血液循环，改善充血状态加速新陈代谢，加速体内废物、毒素的排除，改善局部组织的营养状态，增强局部耐受性及机体抵抗力。这些都对治疗疾病有一定的作用和影响。

● 增强白细胞的吞噬能力

拔罐前后的实验表明，拔罐可以提高人体白细胞的吞噬能力。拔罐后白细胞略有增加，但增长数量并不明显，只是其吞噬细胞的功能大大提高了。这一点就说明了，拔罐疗法可增强白细胞和网状细胞的吞噬能力，从而增强人体的抗病能力。

● 消炎功能

拔罐疗法可以对人体神经体液进行调节，可反射性地改变病变部位的血液循环和新陈代谢，促进病变组织的恢复和再生。火罐的吸拔力可引起局部血液循环的改善，可迅速带走炎性渗出物和致痛因子，从而消除疼痛和肿胀。在吸拔火罐以后，局部的白细胞数量可轻微增多并且其吞噬能力也会得到很大提高，因此细菌和病毒会被迅速吞噬，所以才会有消炎的作用。

第一章 认识拔罐疗法

· 017

04 拔罐疗法的作用机制

中医认为，拔罐之所以可以有病治病，无病强身，总的来说是因为拔罐可以调节人体功能使之正常运行。比如，当人体的脏腑功能低弱时，就加强它们的功能；当人体的脏腑功能过于强大时，就削弱它们的功能。

● 调节平衡

中医认为，在正常情况下，人体内各种组织处于一种有机协调的状态，这种状态可以称为阴阳平衡。当这种平衡被打破时，人就会生病，即通常所说的"阴盛则阳病，阳盛则阴病"。所以，要想不生病，就要协调阴阳，使之重新达到相对平衡的状态。而拔罐疗法之所以能够产生疗效，正是因为它通过吸拔经络穴位来调整某些脏器的功能，促进新陈代谢，使人体内的阴阳得以重新达到平衡的状态。

● 疏通经络气血

中医认为，人体内存在着一个经络系统，它们纵横分布，遍布全身，将人体内外、脏腑肢节等各个组织器官联系成一个有机整体，并借以运行周身气血，营养全身。当经络系统当中的某一部分遭到破坏时，正常的生理功能受到影响，疾病就会产生。而拔罐疗法正是在经络气血凝滞或空虚时，通过对经络穴位的吸拔作用，引导经络中的气血输布，使衰弱的脏腑器官得以亢奋，恢复功能，从而赶走疾病。

● 祛湿散寒

拔罐不仅有平衡人体阴阳、疏通经络气血的作用，而且还可以祛风散寒、祛湿除邪。风寒、湿邪入侵，引起机体麻痹疼痛，利用拔罐的吸力，将充斥在身体表面、经络穴位甚至是身体组织器官内部的风寒、瘀血、痰湿、脓血、热毒等外邪吸拔出来。这样，有关的疾病自然就会痊愈。

● 通利关节

由于拔罐疗法具有祛风散寒、祛湿除邪、通脉行气的功能，因而可使关节通利，镇痛去痹。

05 拔罐疗法的诊病功用

拔罐不仅可以治病，而且对于判断疾病的性质和轻重程度也有一定的帮助作用。

拔罐对诊病的作用

通过观察拔罐部位皮肤的变化就可以推断疾病的性质，下面就试举几例加以说明这个问题。

如果在拔罐处的皮肤上有轻微出血的现象，而且还有紫色块状出现，那么就说明皮下毛细血管可能已经受损。导致受损的原因可能是由风疹、麻疹以及猩红热等疾病引起的。这时就要做好相关疾病的预期治疗工作。

在患者的肩井穴上拔罐后，如果有紫色斑点出现，那么很有可能是患者有气郁型颈椎病；如果紫斑颜色很深且伴有局部发热，那么患者很可能是体内热毒炽盛；如果没有紫斑出现且没有发热现象，那么患者很可能是气虚或阳虚。如拔罐后患者局部皮肤有轻微瘙痒或皮纹出现，那么很有可能是受风引起的。

拔罐后，如果患者被吸拔部位的皮肤上有许多小水疱出现，那么就说明患者很有可能发生水肿。心脏病、肝脏病、肾脏病和内分泌系统疾病都有发生水肿的可能。所以此时患者要着重查明自身有无此类疾病。除此以外，营养不良和某些寄生虫病也可能会导致水肿的发生。

拔罐能判断疾病轻重程度

如果患者在每次拔罐治疗后，发现吸拔部位皮肤颜色逐渐变深，那么就说明自己的病情在逐渐加重；如果发现吸拔部位皮肤颜色逐渐变浅，那么就说明疾病正在逐渐好转。据此说明，拔罐对判断疾病的轻重程度和疾病是否正在好转是有一定积极意义的。

第二章 常用罐具和拔罐方法

本章共分三节，主要介绍了一些拔罐疗法的基础知识。第一节是常用罐具及特点。第二节是拔罐常用辅助材料。第三节是常用拔罐方法，介绍多种相应不同病症的拔罐手法，如单罐法、多罐法、闪罐法、留罐法、走罐法、转罐法、药罐法，等等。

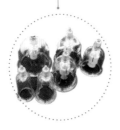

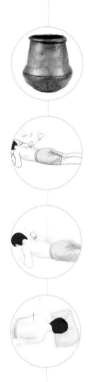

● 常用罐具及特点

在古代，拔罐疗法一般选用动物的角来做罐具。

● 拔罐常用辅助材料

在进行拔罐疗法时还会应用到其他一些辅助材料。

● 常用拔罐方法

拔罐可以分为单罐法、多罐法、刺络罐法、闪罐法等十几种。

本章看点

06 常用罐具及特点

在古代，拔罐疗法一般选用动物的角来做罐具，但在后来漫长的发展过程中，罐具的种类逐渐丰富起来，主要有以下几种。

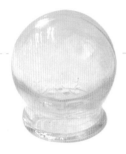

玻璃罐

采用耐热质硬的透明玻璃制成，形状如笆斗，肚大口小，罐口平滑、边缘略突向外。优点是使用时可以窥见罐内皮肤的瘀血、出血等情况，便于掌握拔罐治疗的程度。缺点是容易破碎。

竹 罐

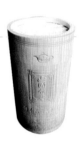

竹制品，用直径3~5厘米的竹子截成，一端留节为底，一端为口，磨制光滑，中间略粗，呈腰鼓状。优点是制作简单，经济实惠，不易打破。缺点是不透明，无法观察罐内皮肤的变化。

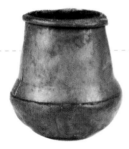

陶 罐

用陶土烧制而成，罐口平滑，中间略粗。优点是吸附力强。缺点是不透明，易破碎。

抽气罐

用有机玻璃或透明的工程塑料制成，采用罐顶活塞来控制抽排气。优点是不用点火，不会烫伤，安全可靠；罐体透明，便于观察吸拔部位皮肤的充血情况，便于掌握拔罐时间。抽气罐是对传统罐具改进的一大突破，是目前临床医生广泛使用的罐具。

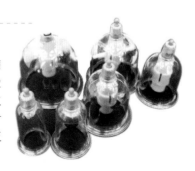

07 拔罐常用辅助材料

除了选择相应的罐具之外，在实施拔罐疗法时还会应用到其他一些辅助材料。

▶ 拔罐时所用的燃料

酒精

一般均选用热能高而又挥发快的酒精作为燃料。如果没有酒精，也可以采用高度数的白酒代替。

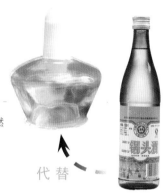

代替

食用油

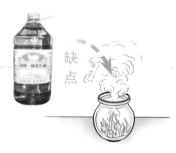

缺点

食用油料亦可作为燃料使用。但它的缺点是燃烧比较慢，而且有烟，容易把皮肤弄脏。

纸片

纸片也可作为燃料使用，但不能选用那些厚硬且带颜色的纸张。因为这类纸张的热力不够，而且还很容易烫伤皮肤。

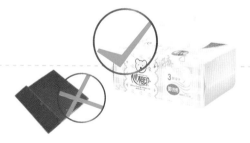

消毒用品

在进行拔罐治疗前一般都要用酒精脱脂棉球清洁皮肤、消毒罐具。

润滑剂

为了加强罐口与皮肤接口的紧密度，以保持火罐的吸拔力，在拔罐中经常会使用如凡士林、石蜡和植物油等润滑剂。

08 常用拔罐方法

如前面章节所述，按照拔罐的形式或者方法来分，拔罐可以分为单罐法、多罐法、刺络罐法、闪罐法等十几种。

多罐法

密排罐法一般罐与罐的间距应小于 3.5 厘米

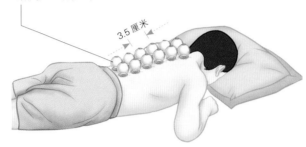

3.5 厘米

密排罐法

指罐具多而排列紧密的排罐法，这种方法多用于身体强壮的年轻人，或者病症反应强烈，发病广泛的患者。

疏排罐法

指罐具少而排列稀疏的排罐法，这种方法多用于年老体衰、儿童等患者，或者病症模糊、耐受能力差的患者。

疏排罐法一般罐与罐之间的间距应大于 7 厘米

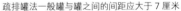
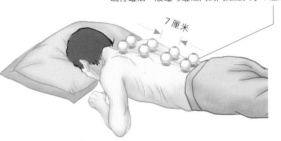

7 厘米

散罐法是在人体上零星选穴拔罐

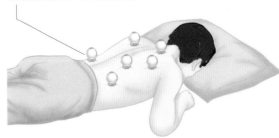

散罐法

散罐法又称星罐法，此法主要适用于一人患有多种疾病或者虽只患有一种疾病，但又具有多种病情的患者。

闪罐法与针罐法

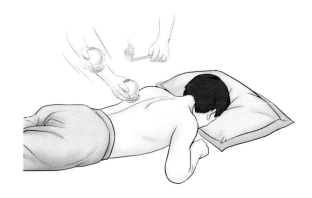

闪罐法

　　指罐具吸拔在应拔部位稍做停留后随即取下，反复操作至皮肤潮红时为止的一种拔罐方法。此法的兴奋作用较为明显，适用于肌肉萎缩、局部皮肤麻木、脑卒中后遗症、内脏病等病症。

针罐法

　　不留针拔罐法，是指对穴位进行针刺后就立即出针，或者虽不立即出针，但必须至出针后，才在该部位拔罐的一种方法。

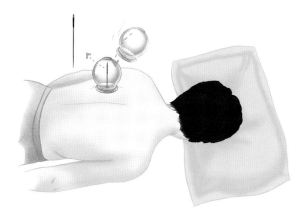

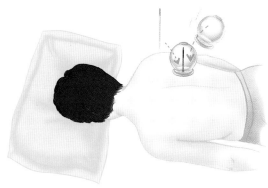

　　留针拔罐法，是指先选定穴位，并对其进行针刺，然后不出针以针为中心在其上拔罐。此法多用于治疗体位变动不大以及局部病痛而又病程较长的患者。适用于顽固性风湿痛、陈旧性筋骨损伤、坐骨神经痛、腰椎间盘突出等病症。

血罐法与走罐法

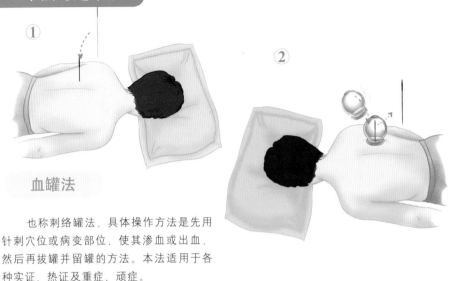

血罐法

也称刺络罐法，具体操作方法是先用针刺穴位或病变部位，使其渗血或出血，然后再拔罐并留罐的方法。本法适用于各种实证、热证及重症、顽症。

走罐法

本法又称推罐法或行罐法。多用于胸背、腹部、大腿等肌肉丰满、面积较大的部位。本法常用于治疗麻痹、肌肉萎缩、神经痛和风湿痹痛等症。

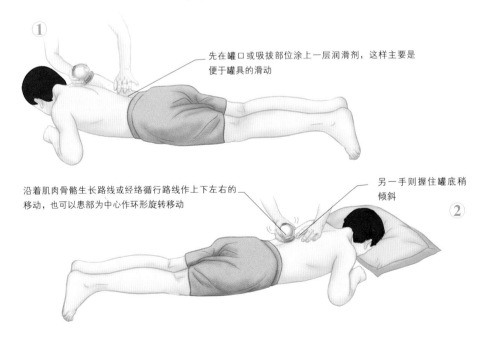

先在罐口或吸拔部位涂上一层润滑剂，这样主要是便于罐具的滑动

沿着肌肉骨骼生长路线或经络循行路线作上下左右的移动，也可以患部为中心作环形旋转移动

另一手则握住罐底稍倾斜

指罐法　摇罐法　提罐法　转罐法

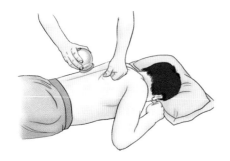

指罐法

指罐法是指在需要拔罐的穴位上或病患处先用手指点按穴位或按揉患部，然后再拔罐的方法。

摇罐法

摇罐法指对留在皮肤上的罐具进行有节奏的摇动。这样反复牵拉，增加了对穴位和皮肤的刺激量。

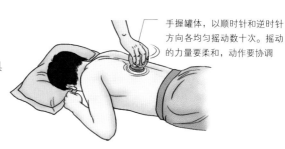

手握罐体，以顺时针和逆时针方向各均匀摇动数十次。摇动的力量要柔和，动作要协调

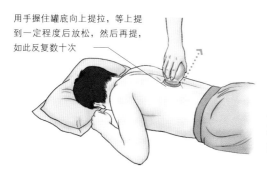

用手握住罐底向上提拉，等上提到一定程度后放松，然后再提，如此反复数十次

提罐法

提罐法指将吸拔在皮肤上的罐体向上提拉，再恢复原状，来回提拉多次。其作用机制是通过肌肤的上下移动，可以振荡与之相应的内脏，增强其功能。

转罐法

转罐法是在摇罐的基础上发展起来的。通过增大对所留罐具的旋转力量，达到促进血液循环，增强治疗效果的目的。

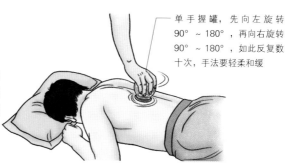

单手握罐，先向左旋转90°～180°，再向右旋转90°～180°，如此反复数十次，手法要轻柔和缓

第二章 人体经络与腧穴

拔罐疗法是建立在中医经络穴位理论基础之上的，其作用机制是通过对经络穴位的温热刺激而对人体五脏六腑产生亢奋或抑制作用，从而达到调整人体内部阴阳平衡，并进一步治疗疾病的目的。因为不同的经络穴位对应着不同的脏腑器官，所以不同的疾病就需要刺激不同的穴位以达到有针对性的治疗。本章就对人体经络穴位作一个简单而比较系统的介绍，以使读者对拔罐疗法有更深入的了解。

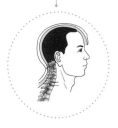

DI-SAN ZHANG

● 人体经络的作用和应用
经络系统总体上由经脉和络脉组成。

● 经脉的分布、循行规律和路线
十二条经脉是表里经脉相合，络属相应脏腑。

● 拔罐疗法常用腧穴
腧穴就是人体经络气血输注于体表的部位。

● 拔罐疗法的取穴手法
常用拔罐的取穴方法有四种。

本章看点

人体经络的作用和应用

> 人体的经络系统是由十二经脉、奇经八脉、十二经筋、十二经别、十二皮部、十五络脉以及浮络、孙络等组成。

● 经络的作用

联络脏腑：人体中的经络系统是一个纵横交错、沟通内外、联系上下的有机整体，它沟通了人体中脏器与脏器、脏与腑、脏腑与五官之间的联系，从而使人体成为一个有机的整体。除此之外，人体各组织器官之所以能保持一种相对的平衡，完成正常的生理活动，也是依靠经络系统的联络沟通来完成的。

运行气血：经络还是人体气血运行的通道，气血只有通过经络系统才能被输送到周身。气血是人体生命活动的物质基础，其作用是濡润全身脏腑组织器官，使人体完成正常的生理功能。

抵制外邪：由于经络系统的作用是运行气血，那么它就可以使营卫之气密布周身，尤其是随着散布于全身的络脉，而密布于皮部。卫气是一种具有保卫机体功能的物质，它能够抵御外邪的入侵。因为外邪侵犯往往从外部开始，由表及里。

● 经络的应用

表明病理变化：因为经络系统是联络人体内外的通道，所以当人体患病时，经络就又成为一个病邪传入的途径。当人体在患有某些疾病的时候，常常会在其经络循行线上出现明显的压痛、结节或条索状的反应物，此时，这些部位的皮肤色泽、形态、温度等也都会起一定的变化。那么，通过对这些变化的观察，就可以推断疾病的病理变化。

指导辨证：因为经络都有固定的循行路线以及所关联的脏腑和组织器官，所以根据体表部位发生的病理变化，就可以推断疾病的经脉和病位所在。

指导治疗：因为经络内属脏腑，外络肢节，体现病理状况，所以临床治疗时常常会根据经脉循行线路而选用体表某些腧穴，来疏通经气，调节人体脏腑气血功能，从而达到治疗疾病的目的。

人体经络系统的组成

经络系统总体上由经脉和络脉组成，其中又可以细分为若干种，具体如下表：

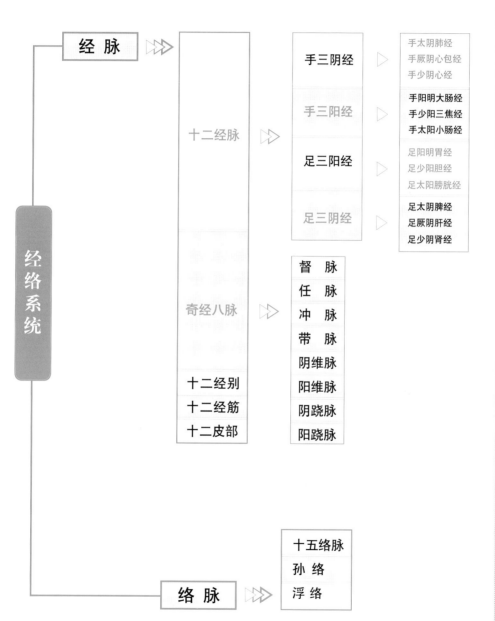

10 经脉的分布、循行规律和路线

> 十二经脉和十二经别，着重在体表与脏腑以及脏腑之间的联系；十二经脉和十五脉络，着重在体表与体表，以及体表与脏腑之间的联系；十二经脉通过奇经八脉，加强经与经之间的联系。

● 十二经脉的分布规律

十二经脉纵贯全身，它在体表呈左右对称地分布于头面、躯干和四肢。六条阳经分别位于人体四肢的外侧和头面、躯干部。六条阴经则分别位于人体四肢的内侧和胸腹部。十二经脉在四肢的分布规律是，阳经在外侧，阳明在前，少阳在中，太阳在后；阴经在内侧，太阴在前，厥阴在中，少阴在后。但足厥阴肝经在足拇指至内踝上8寸一段走于足太阴脾经之前，至内踝上8寸才走到中间。十二经脉在躯干部的分布规律是，足少阴肾经在胸中线旁开2寸，腹中线旁开0.5寸处；足太阴脾经行于胸中线旁开6寸，腹中线旁开4寸处；足厥阴经循行规律性不强；足阳明胃经分布于胸中线旁开4寸，腹中线旁开2寸处；足太阳经行于背部，分别于背正中线旁开1.5寸和3寸处；足少胆经则分布于人体侧面。（注：寸，为中医用法，见 P048 取穴手法。）

● 十二经脉的表里属络关

十二经脉在体内与脏腑相联，其中阴经属脏络腑，阳经属腑络脏，形成了脏腑阴阳表里属络关系。具体是，手太阴肺经与手阳明大肠经相表里；手厥阴心包经与手少阳三焦经相表里；手少阴心经与手太阳小肠经相表里；足太阴脾经与足阳明胃经相表里；足厥阴肝经与足少阳胆经相表里；足少阴肾经与足太阳膀胱经相表里。

● 十二经脉的循行走向

手三阴经从胸走手，手三阳经从手走头，足三阳经从头走足，足三阴经从足走腹。

十二经脉的循行路线和流注顺序

十二经脉循行路线表

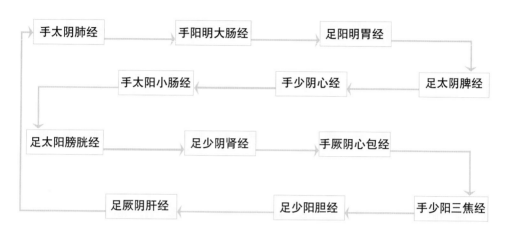

手太阴肺经 → 手阳明大肠经 → 足阳明胃经 → 足太阴脾经 → 手少阴心经 → 手太阳小肠经 → 足太阳膀胱经 → 足少阴肾经 → 手厥阴心包经 → 手少阳三焦经 → 足少阳胆经 → 足厥阴肝经

十二经脉循环流注顺序表

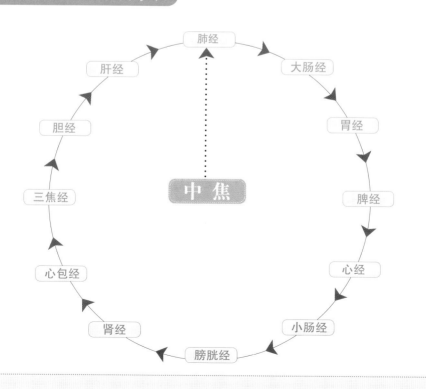

肺经 · 大肠经 · 胃经 · 脾经 · 心经 · 小肠经 · 膀胱经 · 肾经 · 心包经 · 三焦经 · 胆经 · 肝经 · 中焦

手太阴肺经

　　主治病症：咳嗽、气喘、气短、咯血、咽痛、外感伤风、循环部位痛麻或活动受限等。

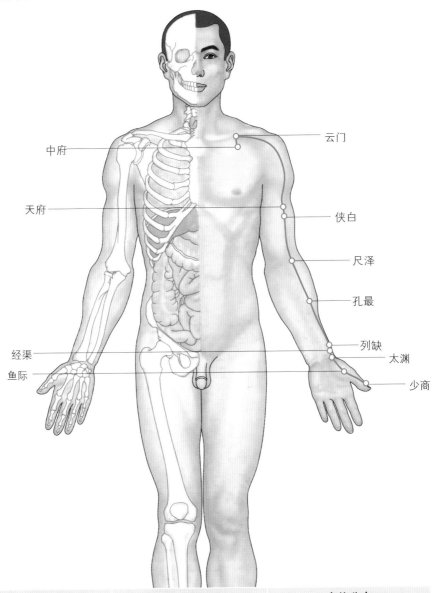

中府

天府

经渠

鱼际

云门

侠白

尺泽

孔最

列缺

太渊

少商

穴位数量	经络穴位走向	穴位分布
11 个	起于中府 止于少商	2 个穴位是在前胸上部，其他 9 个分布在上肢掌面桡侧

手阳明大肠经

主治病症：腹痛、肠鸣、泄泻、便秘、咽喉肿痛、齿痛、本经循行部位疼痛、热肿或寒冷麻木等。

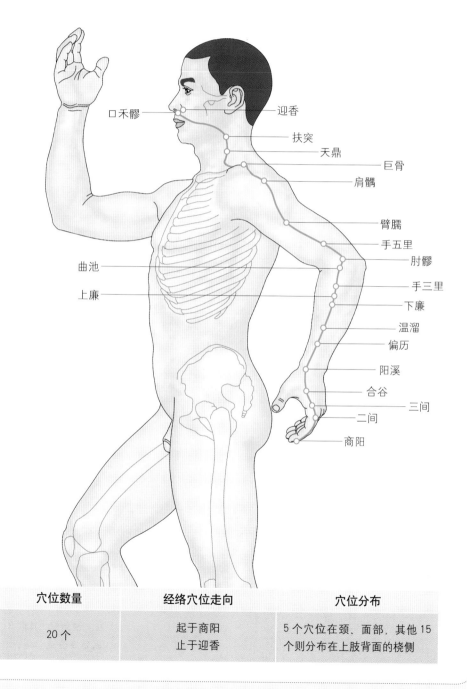

口禾髎　　　　迎香
扶突
天鼎
巨骨
肩髃
臂臑
手五里
肘髎
曲池　　　　手三里
上廉　　　　下廉
温溜
偏历
阳溪
合谷
三间
二间
商阳

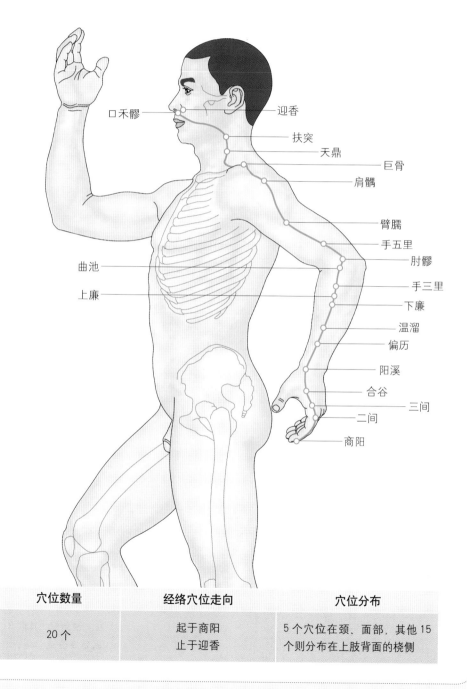

穴位数量	经络穴位走向	穴位分布
20个	起于商阳 止于迎香	5个穴位在颈、面部，其他15个则分布在上肢背面的桡侧

足阳明胃经

主治病症：肠鸣腹胀、水肿、胃痛、呕吐或消谷善饥、口渴、咽喉肿痛、鼻出血、胸部及膝髌等本经循行部位疼痛、热病、发狂等。

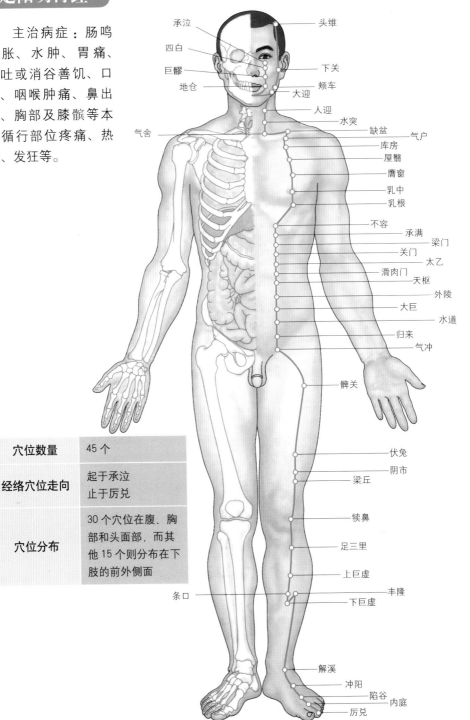

承泣　头维
四白　下关
巨髎　颊车
地仓　大迎
气舍　人迎
水突
缺盆　气户
库房
屋翳
膺窗
乳中
乳根
不容
承满
梁门
关门
太乙
滑肉门
天枢
外陵
大巨
水道
归来
气冲
髀关
伏兔
阴市
梁丘
犊鼻
足三里
上巨虚
丰隆
条口　下巨虚
解溪
冲阳
陷谷　内庭
厉兑

穴位数量	45 个
经络穴位走向	起于承泣 止于厉兑
穴位分布	30 个穴位在腹、胸部和头面部，而其他 15 个则分布在下肢的前外侧面

足太阴脾经

主治病症：胃脘痛、食则呕、嗳气、腹胀便溏、黄疸、身重无力、舌根强痛、下肢内侧肿胀、厥冷等。

穴位数量	21 个
经络穴位走向	起于隐白 止于大包
穴位分布	10 个穴位分布在侧胸腹部，而其他 11 个则分布在下肢内侧面

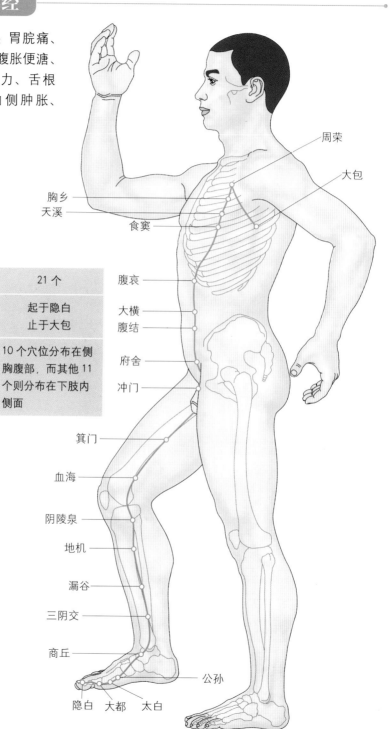

周荣

大包

胸乡

天溪

食窦

腹哀

大横

腹结

府舍

冲门

箕门

血海

阴陵泉

地机

漏谷

三阴交

商丘

公孙

隐白　大都　太白

手少阴心经

主治病症：心痛、咽干、口渴、目黄、胁痛、上臂内侧痛、手心发热等。

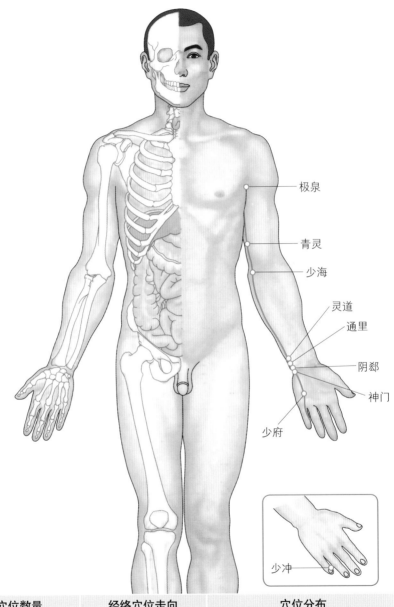

极泉

青灵

少海

灵道

通里

阴郄

神门

少府

少冲

穴位数量	经络穴位走向	穴位分布
9个	起于极泉 止于少冲	1个穴位在腋窝部，而其他8个穴位则位于上肢掌侧面的尺侧

手太阳小肠经

主治病症：少腹痛、腰脊痛引睾丸、耳聋、目黄、颊肿、咽喉肿痛、肩臂外侧后缘痛等。

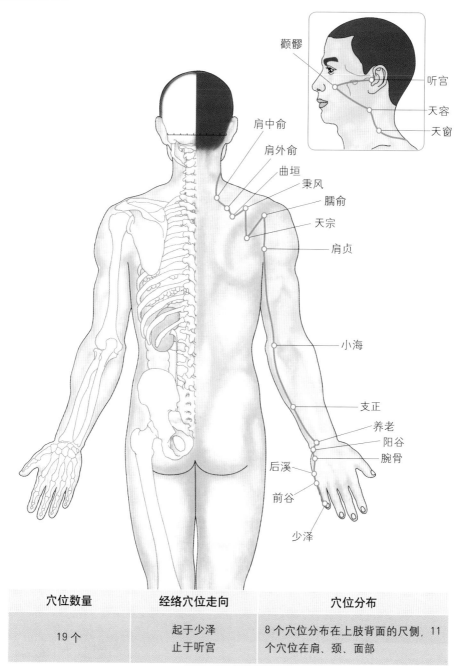

穴位数量	经络穴位走向	穴位分布
19个	起于少泽 止于听宫	8个穴位分布在上肢背面的尺侧, 11个穴位在肩、颈、面部

足太阳膀胱经

主治病症：小便不通、遗尿、癫狂、疟疾、目痛、见风流泪、鼻塞多涕、鼻出血、头痛、项、背、臀部及下肢循行部位痛麻等。

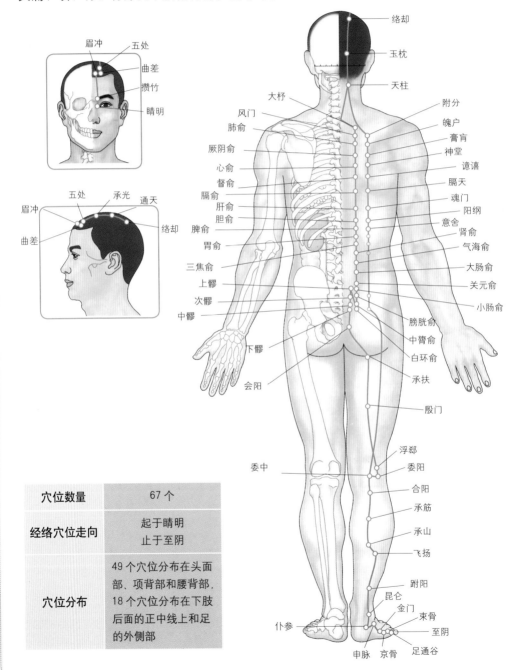

穴位数量	67 个
经络穴位走向	起于睛明 止于至阴
穴位分布	49 个穴位分布在头面部、项背部和腰背部，18 个穴位分布在下肢后面的正中线上和足的外侧部

图中标注穴位（自上而下、自左而右）：

眉冲　五处　曲差　攒竹　睛明

五处　承光　通天　眉冲　曲差　络却

络却　玉枕　天柱　附分　魄户　膏肓　神堂　譩譆　膈关　魂门　阳纲　意舍　肾俞　气海俞　大肠俞　关元俞　小肠俞　膀胱俞　中膂俞　白环俞　承扶　殷门　浮郄　委阳　合阳　承筋　承山　飞扬　跗阳　昆仑　金门　束骨　至阴　仆参　申脉　京骨　足通谷

大杼　风门　肺俞　厥阴俞　心俞　督俞　膈俞　肝俞　胆俞　脾俞　胃俞　三焦俞　上髎　次髎　中髎　下髎　会阳　委中

足少阴肾经

主治病症：咯血、气喘、舌干、咽喉肿痛、水肿、大便秘结、泄泻、腰痛、脊股内后侧痛、痿弱无力、足心热等症。

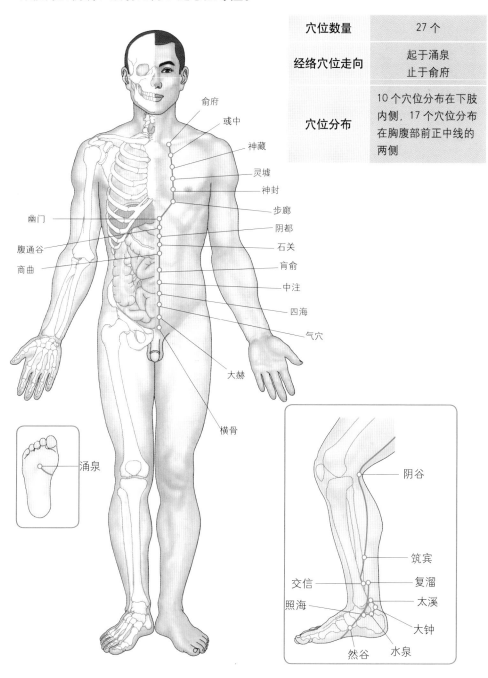

穴位数量	27 个
经络穴位走向	起于涌泉 止于俞府
穴位分布	10 个穴位分布在下肢内侧，17 个穴位分布在胸腹部前正中线的两侧

俞府
彧中
神藏
灵墟
神封
步廊
幽门
阴都
腹通谷
石关
商曲
肓俞
中注
四海
气穴
大赫
横骨
涌泉

阴谷
筑宾
交信
复溜
照海
太溪
大钟
然谷
水泉

手厥阴心包经

主治病症：心痛、胸闷、心悸、心烦、癫狂、腋肿、肘臂挛痛、掌心发热等。

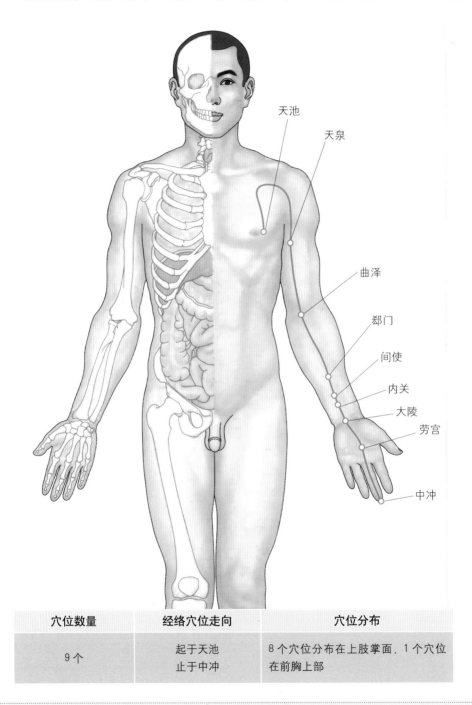

天池
天泉
曲泽
郄门
间使
内关
大陵
劳宫
中冲

穴位数量	经络穴位走向	穴位分布
9个	起于天池 止于中冲	8个穴位分布在上肢掌面，1个穴位在前胸上部

手少阳三焦经

主治病症：腹胀、水肿、遗尿、小便不利、耳聋、喉咽肿痛、目赤肿痛、颊肿、耳后、肩臂肘部外侧痛等。

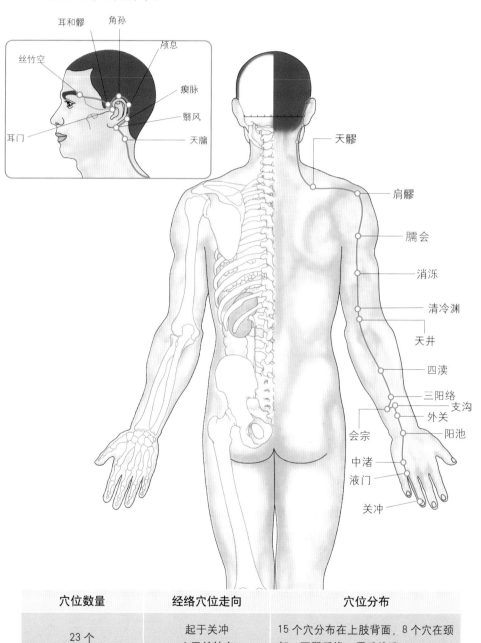

穴位数量	经络穴位走向	穴位分布
23 个	起于关冲 止于丝竹空	15 个穴分布在上肢背面，8 个穴在颈部，耳翼后缘，眉毛外端

足少阳胆经

主治病症：口苦、目眩、疟疾、头痛、颌痛、目外眦痛、缺盆部、腋下、胸胁、股及下肢外侧、足外侧痛等。

穴位数量	44 个
经络穴位走向	起于瞳子髎 止于足窍阴
穴位分布	15 个穴位分布在下肢的外侧面，29 个穴位在臀、侧胸、侧头部

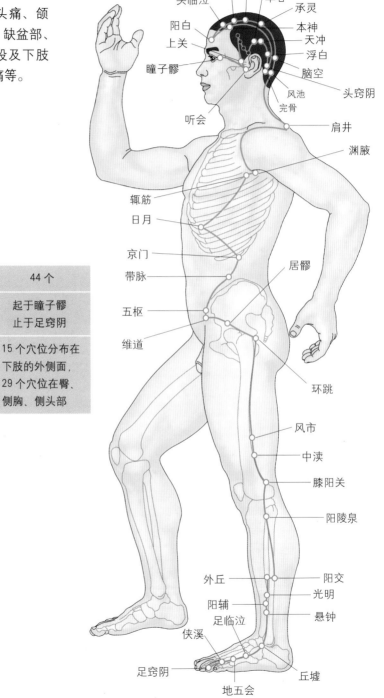

头临泣　目窗　正营　率谷　承灵　阳白　本神　上关　天冲　浮白　瞳子髎　脑空　风池　头窍阴　完骨　听会　肩井　渊腋　辄筋　日月　京门　居髎　带脉　五枢　维道　环跳　风市　中渎　膝阳关　阳陵泉　外丘　阳交　光明　阳辅　悬钟　足临泣　侠溪　丘墟　足窍阴　地五会

足厥阴肝经

主治病症：腰痛、胸满、呃逆、遗尿、小便不利、疝气、少腹肿等症。

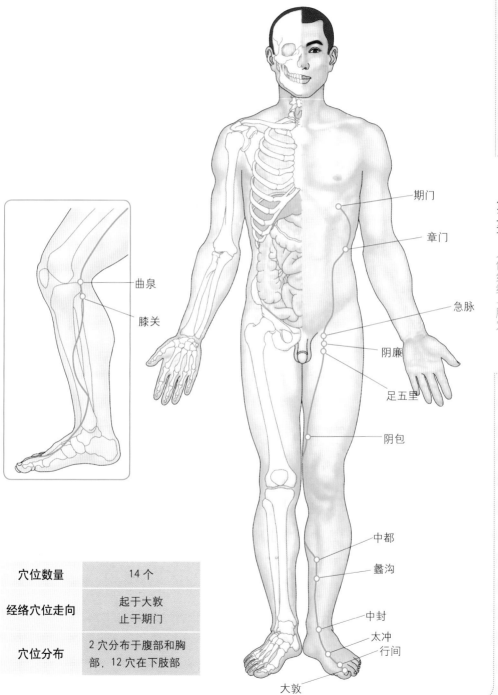

曲泉
膝关

期门
章门
急脉
阴廉
足五里
阴包
中都
蠡沟
中封
太冲
行间
大敦

穴位数量	14 个
经络穴位走向	起于大敦 止于期门
穴位分布	2 穴分布于腹部和胸部，12 穴在下肢部

奇经八脉与十五络脉的介绍

> 奇经八脉包括督脉、任脉、冲脉、带脉、阴维脉、阳维脉、阴跷脉、阳跷脉，是人体中别道奇行的经脉。其中的任脉和督脉，因为有自己所属的腧穴，所以和十二经脉合称为"十四经"。
>
> 络脉则是由经脉分出行于人体浅层的支脉。十二经脉和任、督二脉各自别出一络，加上脾之大络，总称十五络脉。

● 奇经八脉的作用和分布

奇经八脉的作用有二：一是沟通了十二经脉的联系，将功能相似、部位相近的经脉联系起来，起到统摄有关经脉气血，协调阴阳的作用；二是对十二经脉气血有着蓄积和渗灌的调节作用，打个比方，如果说十二经脉好像江河之水，那么奇经八脉就是水库湖泊。

奇经八脉的分布部位总体来说是与十二经脉纵横交互的。八脉中的督脉、任脉、冲脉皆起于胞中，同出于会阴。其中督脉行于背正中线，任脉行于前正中线，冲脉行于腹部汇于足少阴经。奇经中的带脉横行于腰部，阳跷脉行于下肢外侧及肩、头部；阴跷脉行于下肢内侧及眼；阳维脉行于下肢外侧、肩和头项；阴维脉行于下肢内侧、腹和颈部。

● 十五络脉的作用和分布

十五络脉的作用要分别阐述。比如，四肢部的十二经别络可以起到加强十二经中表里两经的联系，沟通了表里两经的经气，补充十二经脉循行的不足。而躯干部的任脉络、督脉络和脾之大络，则分别沟通了腹、背和全身的经气，因而可以输布气血、濡养全身。

十五络脉的分布规律是：十二经脉的别络均从本经四肢肘膝以下的络穴分出，走向其相表里的经脉，即阴经别络于阳经，阳经别络于阴经。任脉的别络从鸠尾分出以后散布于腹部；督脉的别络从长强分出经背部向上散布于头，左右别走足太阳经；脾之大络从大包分出以后散布于胸胁。除此之外，还有从络脉分出的浮行于人体浅表部位的浮络和细小的孙络。这些浮络和孙络遍布全身，数不胜数。

11 拔罐疗法常用腧穴

腧穴即是穴位，"腧"与"输"通，有转输、输注的含义，"穴"即孔隙的意思。所以说，腧穴就是人体经络气血输注于体表的中转部位。腧穴是拔罐的有效部位，在临床上要想正确运用拔罐治疗疾病，就必须掌握好腧穴的定位和归经等基本知识。

● 腧穴的分类

从总体上来说，腧穴可以分为十四经穴、奇穴和阿是穴三大类。

十四经穴是位于十二经脉和任、督二脉上的腧穴，简称"经穴"，是全身腧穴的主要穴位。

奇穴又称"经外奇穴"，它有固定的穴名，也有明确的位置，但它们却不能归属于十四经脉。

阿是穴又称压痛点、不定穴等，其多位于病变部位的周边。这一类腧穴的特点是既无具体名称，又无固定位置。

腧穴虽有分类，但它们之间又相互关联，构成了腧穴体系。

● 腧穴作用

近治作用：所有腧穴均能治疗该穴所在部位及邻近组织、器官的局部病症。

远治作用：这是十四经腧穴主治作用的基本规律。在十四经穴中，尤其是十二经脉在四肢肘膝关节以下的腧穴，不仅能治疗局部病症，还可治疗本经循行所及的远隔部位的组织器官脏腑的病症，有的甚至可影响全身的功能。如"合谷穴"不仅可治上肢病，还可治颈部及头面部疾患，同时还可治疗外感发热病。

特殊作用：指某些腧穴所具有的双重性、良性调整作用和相对特异性而言。如"内关"在心动过速时可减慢心率，心动过缓时，又可提高心率。特异性，如大椎退热，至阴矫正胎位等。

总之，十四经穴的主治作用，归纳起来大体是：本经腧穴可治本经病，表里经腧穴能互相治疗表里两经病，邻近经穴能配合治疗局部病。各经主治既有其特殊性，又有其共同性。

12 拔罐疗法的取穴手法

穴位是人体脏腑经络气血输注于体表的部位。取穴的正确与否，直接影响拔罐的疗效。掌握正确的方法是准确取穴的基础。常用的拔罐的取穴方法有体表标志法、手指比量法和骨度分寸法三种。

● 体表标志法

根据人体体表各种标志如凹陷、突起、缝隙、皱纹等来取定穴位的方法，又称"自然标志定位法"。因其自然体表标志有固定与活动之别，故又分为固定标志与活动标志取穴法。

固定标志：是指参照人体上不受活动影响、固定不移的标志取穴的方法，如五官、毛发、指甲、乳头、脐窝以及骨节突起和凹陷、肌肉隆起等部位。简便、易学。

活动标志：是指根据做相应的动作姿势才会出现取穴标志的取穴方法，如皮肤的褶皱、肌肉部凹陷、关节间隙等。需要摆出正确的姿势，才能准确取穴。

● 手指比量法

以患者的手指作为标准尺度来量取穴位的方法，又称"手指同身寸取穴法"。因各人手指的长度、宽度与自身各部位存在一定的比例关系，因此，可以用手指比量来测量取穴。在自我施治时，采用此法取穴，更加精确。手指比量法有三种，其适用范围各不相同。

中指同身寸：是手指比量法中较常用的方法之一。中指弯屈时中节内侧两端横纹之间距离为1寸。适用于四肢部取穴的直寸和背部取穴的横寸。

拇指同身寸：是以拇指第一关节的横宽为1寸。适用于四肢部取穴的直寸。

横指同身寸：又称"一夫法"。食指、中指、无名指和小指并拢，以中指第二节纹线处四指并紧后的共同横宽长度为"一夫"，四指宽度为3寸。适用于下肢、腹部和背部取穴的直寸。

● 骨度分寸法

将人体各部位分成若干等份，每一等份为1寸作为量取穴位的标准。这种方法是按照人体比例计算的。因此不论患者为成人、小孩或高矮胖瘦均适用。

体表标志法与手指比量法图示

体表标志法

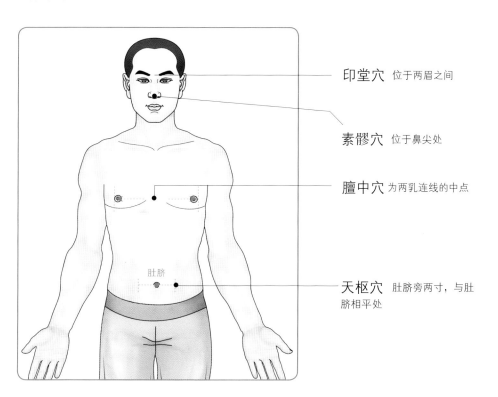

印堂穴 位于两眉之间

素髎穴 位于鼻尖处

膻中穴 为两乳连线的中点

肚脐

天枢穴 肚脐旁两寸，与肚脐相平处

手指比量法

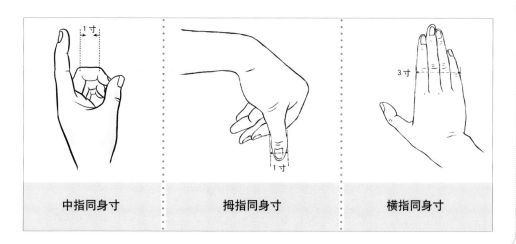

中指同身寸	拇指同身寸	横指同身寸

1寸

1寸

3寸

常用骨度分寸表

部位	起止点	分寸	说明	
头颈部	前头发际至后头发际	12寸	用于头部，前额部及后颈部的直寸。当头发稀少，前后发的边缘不清楚时，可从眉心至后颈最高的第7颈椎骨下缘作18寸，其中眉心至前发际为3寸，后发际边缘下也加了3寸	
	前头发际至眉心	3寸		
	后头发际至第七颈椎棘突	3寸		
	两前发角之间	9寸		
胸腹部	两乳头之间	8寸	女子可取两锁骨中点之间的距离作8寸，用在胸腹部	胸部及胁肋部取穴直寸，一般根据肋骨计算，每肋骨折作1寸6分
	胸剑结合中点至脐中	8寸	用在上腹部，剑突骨折作0.5寸	
	脐中至耻骨联合上缘	5寸	用在下腹部	
背腰部	肩胛骨内侧缘至脊柱正中	3寸	用于背部	背部直寸以脊柱间隙为取穴根据
	第7颈椎至尾骶	1.5寸	用于腰骶部	
上肢	腋前横纹至肘横纹	9寸	用在上臂内外侧	
	肘横纹至腕横纹	12寸	用在前臂内外侧	
下肢	股骨大转子至腘横纹	19寸	用于大腿	
	腘横纹至外踝尖	16寸	用于下肢前、外后侧	
	耻骨联合上缘至股骨内侧髁上缘	18寸	用于大腿	
	胫骨内侧髁下缘至内踝尖	13寸	用于下肢内侧	
	臀横纹至腘横纹	14寸	用于大腿	
	内踝尖至足底	3寸	用于下肢内侧	

常用骨度分寸图

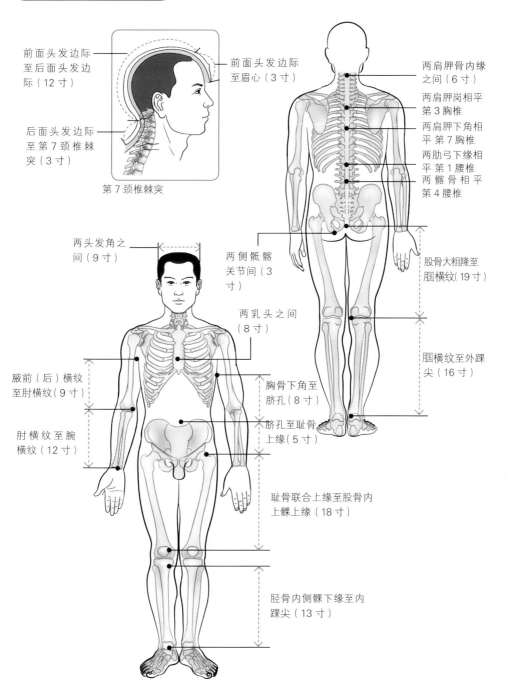

前面头发边际至后面头发边际（12寸）

前面头发边际至眉心（3寸）

后面头发边际至第7颈椎棘突（3寸）

第7颈椎棘突

两肩胛骨内缘之间（6寸）

两肩胛冈相平第3胸椎

两肩胛下角相平第7胸椎

两肋弓下缘相平第1腰椎

两髂骨相平第4腰椎

两头发角之间（9寸）

两侧骶髂关节间（3寸）

两乳头之间（8寸）

股骨大粗隆至腘横纹（19寸）

腋前（后）横纹至肘横纹（9寸）

胸骨下角至脐孔（8寸）

脐孔至耻骨上缘（5寸）

腘横纹至外踝尖（16寸）

肘横纹至腕横纹（12寸）

耻骨联合上缘至股骨内上髁上缘（18寸）

胫骨内侧髁下缘至内踝尖（13寸）

第三章　人体经络与腧穴

第四章 拔罐疗法的具体操作

在进行拔罐治疗前要进行一定的准备工作，排气是拔罐前的一项必备工作，与拔罐效果密切相关。按照一定的方法进行归纳，拔罐疗法可以分成许多种类。充分做好拔罐前的准备工作就可以进行拔罐了。

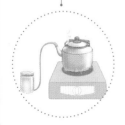

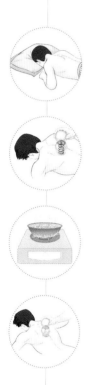

● 拔罐前的准备工作

在进行拔罐治疗前要进行一定的准备工作。

● 罐具排气方法演示

排气是拔罐前的一项必备操作，与拔罐效果密切相关。

● 拔罐疗法的分类说明

按照一定的方法进行归纳，拔罐疗法可以分成许多种类。

● 拔罐的操作步骤

在做好拔罐前的准备后，就可以进行拔罐了。

本章看点

13 拔罐前的准备工作

在进行拔罐治疗前要进行一定的准备工作，这对防止意外的发生，提高治疗效果等有积极的意义。一般来说，在进行拔罐治疗前要做好以下几项准备工作。

● 选择适当的体位

选择体位的原则是便于拔罐施治，在治疗期间，患者能够比较舒适并长久保持这种姿势。一般主要有以下几种体位。

1. 俯卧位：即让患者趴在床上，以暴露背部及下肢外侧，这种姿势有利于吸拔患者背部、腰部、脊椎两侧及腿部后侧等处穴位和患病部位。

2. 仰卧位：即让患者仰卧于床上，以暴露出前胸、腹部及四肢前侧，这样姿势主要用于吸拔前胸、腹部及四肢前侧的穴位和患病部位。

3. 侧卧位：即让患者侧身躺在床上，这样有利于吸拔患者胸胁、髋和下肢外侧等处穴位和患病部位。

4. 俯伏位：即让患者坐于椅上，趴在椅背上，暴露出后颈和背部，这种姿势有利于吸拔患者颈肩部、腰背部、脊椎两侧及膝部等处穴位和患病部位。

需要注意的是，患者在治疗期间最好不要轻易变动体位，尤其是在采用留针罐法时，千万不可变动体位。如果非要变动体位，那么操作者应扶稳火罐，帮助患者变动体位。

● 罐具的选择

选择罐具的原则根据吸拔部位的大小而定。具体来说，是指对于比较平坦宽阔的部位，如前胸、后背、腰部、臀部及大腿处，宜选用大口径火罐；对于肩部、颈部、胳膊等相对比较小的部位，宜选用中等口径的火罐；对于头部、关节等骨骼凹凸不平且软组织薄弱处，宜选用小口径的火罐。

如果是在秋、冬等寒冷季节拔火罐时，应先将火罐的底部放在火上烘烤，使其温度接近人体的温度，以防止患者感冒。

拔罐治疗时的体位

俯卧位

患者趴在床上，暴露背部及下肢外侧，这种姿势有利于吸拔患者背部、腰部、脊椎两侧及腿部后侧等处穴位和患病部位。

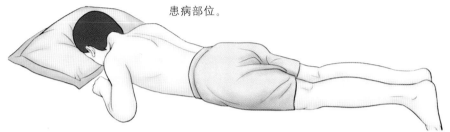

仰卧位

患者仰卧于床上，暴露出前胸、腹部及四肢前侧，这样的姿势主要用于吸拔前胸、腹部及四肢前侧的穴位和患病部位。

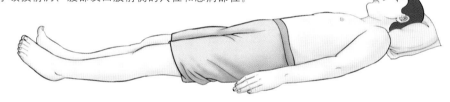

侧卧位

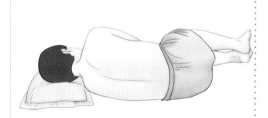

患者侧身躺在床上，这种姿势有利于吸拔患者胸胁、髋和下肢外侧等处穴位和患病部位。

俯伏位

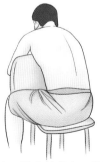

患者坐于椅上，趴在椅背上，这种姿势有利于吸拔患者颈肩部、腰背部、脊椎两侧及膝部等处穴位和患病部位。

◎ 家庭拔罐速查手册

> 排气是拔罐前的一项必备操作，与拔罐效果密切相关。排气法可以分为：火力排气法、水蒸煮排气法、抽气排气法和挤压排气法。

● 火力排气法

这是最常用的一种拔罐方法，即借助火焰燃烧时产生的热力，排去罐内空气，使之形成负压而吸着于皮肤上。具体来讲，火力排气法又可以细分为以下六种。

1. 投火法：这种方法多用于从侧面横拔人体的某些部位。具体操作方法是用镊子夹住酒精棉球，点燃后将酒精棉球投入罐内，然后迅速将罐扣在应拔部位上。或者不用酒精棉球，用软质纸也可以。即先将软质纸稍加折叠，折叠后的纸条长度要短于罐具的高度，点燃后投入罐内，不要等纸条烧完，就迅速将罐扣在应拔部位上，并稍加按压。这种方法的缺点是罐内有燃烧的物质，烧着的纸或酒精棉球落下来有可能烧伤皮肤，所以最好让患者取侧位，罐子呈水平横拔。

2. 闪火法：这种方法适合于各种体位。具体操作方法是用镊子挟住燃烧的软纸或酒精棉球，伸进罐内旋转片刻，然后迅速抽出，并立即将罐扣在应拔的部位上。此时罐内即可形成负压吸住皮肤。如果需要比较大的吸拔力时，可将正在燃烧的酒精棉球在罐内壁上涂擦，以使酒精沾在罐壁上燃烧。注意不要将酒精沾在罐口，这样会烫伤皮肤，然后将棉球抽出，并迅速将罐扣在应拔部位上。这种方法因罐内没有燃烧物，所以适用于各种体位。

3. 贴棉法：这种方法适合于侧面横拔。具体操作方法是取一块大小为 0.5~1.0 平方厘米的脱脂棉片，拉薄后用酒精浸湿，贴在罐内壁上中段处，用火点燃后迅速将罐扣在应拔部位上。采用此法时应注意棉片所浸含的酒精应当适中；如果酒精太多，点燃后滴到罐口，容易烧伤皮肤；酒精过少则贴不到罐壁上。

4. 滴酒法：这种方法适用于各种体位。具体操作方法是先在罐内底部滴入几滴酒精，然后将罐口横放，旋转 1~3 周，以使酒精均匀地流过罐内壁上。注

火力排气法演示

投火法

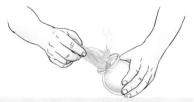

　　将质地柔软的纸点燃后投入罐内，迅速将罐扣在应拔部位上。

闪火法

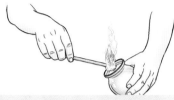

　　用镊子挟住燃烧的酒精棉球，伸进罐内旋转片刻，然后迅速抽出，并立即将罐扣在应拔的部位上。

贴棉法

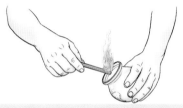

　　先取一块大小为 0.5～1.0 平方厘米的脱脂棉片，拉薄后用酒精浸湿，贴在罐内壁上中段处，用火点燃后迅速将罐扣在应拔部位上。

滴酒法

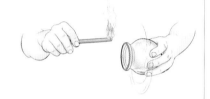

　　先在罐内底部滴入几滴酒精，然后将罐口横放旋转 1～3 周，以使酒精均匀地流过罐内壁上，点燃后迅速将罐具扣在应拔部位上。

架火法

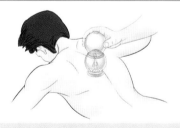

　　用不传热、不易燃的小物品放在应吸拔的部位上，然后再放上一个酒精棉球，点燃后将罐扣在应拔部位上。

弹簧架法

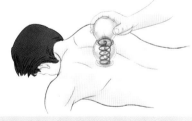

　　先用 1 根长短适宜的铁丝绕成弹簧状，将弹簧的一端制成钩状。需要时将一个浸有酒精的棉球挂在钩上，点燃后将罐扣住即可。

意不要让酒精流过罐口，以免灼伤皮肤，点燃后迅速将罐具扣在应拔部位上。此种方法酒精不宜滴得过多，以免烧伤病人。

5. 架火法：这种方法适用于俯卧、仰卧的大面积部位及四肢肌肉平坦、丰厚的部位。它的优点是可以不受燃烧时间的限制。具体操作方法可以分为以下两种：一是用易燃的软布或软纸包住一枚铜钱或类似物品，制成毽子式的点火架。然后放在应吸拔的部位上，点燃软布或软纸（也可以用酒精棉球代替，放在点火架上点燃）。最后将罐扣在应拔的部位上。二是用木片、橘皮等不传热、不易燃的小物品放在应吸拔的部位上，然后再放上一个酒精棉球，点燃后将罐扣在其上。

6. 弹簧架法：这种方法制作出来的弹簧架可反复使用。具体制作方法是用1根长短适宜的铁丝绕成弹簧状，将弹簧的一端制成钩状。需要时将一个浸有酒精的棉球挂在钩上，然后将此架放在应吸拔的部位上，点燃后将罐扣住即可。

◎ 水蒸煮排气法

即利用煮水热力排去空气的方法。这种方法又可细分为两类：一是水煮罐排气法，是用水煮罐，以形成罐内负压的一种排气方法。具体操作方法是先将竹罐放在沸水中煮2～3分钟，随后用镊子将罐具取出，甩去水液，或用折叠的毛巾紧捂罐口，趁热扣在皮肤上，即能吸住；二是水蒸气排气法，是用蒸汽熏蒸罐具以排出罐内气体的方法。具体操作方法是先用一个水壶烧水，当水蒸气从壶嘴中喷出时，即将罐具套上几秒钟，随后将罐具取下扣在应拔的部位上。

◎ 抽气排气法

即直接将空气从罐内抽出的方法。可以先将罐具扣在需要拔罐的部位上，然后用注射器从橡皮塞中抽出瓶内空气，使其产生负压吸住皮肤。也可以用抽气筒套在塑料罐具的活塞上，将空气抽出。

◎ 挤压排气法

即用手挤压橡胶球排除空气，以产生吸拔力的方法。

水蒸煮排气法演示

水煮罐排气法

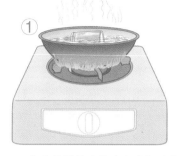

① 先将竹罐放在沸水中煮2~3分钟。

③ 趁热将罐具扣在皮肤上，即能吸住。

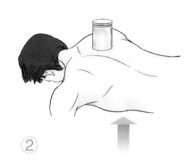

② 用折叠的毛巾紧捂罐口，以吸去水、保持罐内热度，防止空气进入。

或

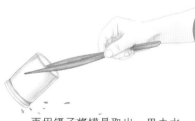

再用镊子将罐具取出，甩去水。

水蒸气排气法

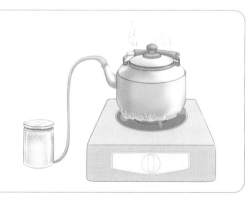

　　具体操作方法是先用一个水壶烧水，当水蒸气从壶嘴中喷出时，即将罐具套上几秒钟，随后将罐具取下扣在应拔的部位上。

15 拔罐疗法的分类说明

按照一定的方法进行归纳，拔罐疗法可以分成许多种类，具体如下。

● 按拔罐的形式分类

按此种方法可分为：单罐法，即单罐独用，主要用于病变范围较小的部位和压痛点。在拔罐治疗过程中，可按病变的范围大小，选择口径适当的罐具将其吸拔在病变部位或者人体穴位上；多罐法，又称排罐法，即多罐并用，主要用于病变范围比较广泛的疾病，如腰背痛、肋间痛等疾病，其病变组织面积较大，即可采用此法；闪罐法，是指吸拔火罐后即刻取下，然后再吸拔，反复吸拔多次的方法，主要用于虚证、麻木、肌肉疼痛等病变部位较广泛或游移不定的疾病；留罐法，即吸拔后将火罐留置在皮肤上一段时间的方法，主要用于治疗脏腑病、久病、病位较深者或病变部位固定等疾病；走罐法，又称推罐，是指吸拔后在皮肤表面来回推拉的方法，主要用于吸拔腰背、大腿等面积较大、肌肉丰厚的部位。

● 按排气方法分类

按此种方法可分为：火罐法，即利用火力燃烧排去空气，以产生吸拔力的方法；水罐法，即利用水蒸气的热气排去空气，以产生吸拔力的方法；抽气罐法，即利用针管抽出空气，以产生吸拔力的方法；挤压罐法，即用手挤压橡胶球排除空气，以产生吸拔力的方法。

● 按综合治疗方法分类

按此种方法可分为：温水罐法，即在罐内注入一定量的温水后再吸拔火罐的方法，主要用于表证、热证等疾病；针罐法，即先在穴位或病变部位上进行针刺，然后再吸拔火罐的方法，具体来说，此法又可细分为二：一是留针罐，二是出针罐；药罐法，即用药水煮火罐或在罐内储存药液，然后再吸拔的一种方法；刺络罐法，即先用三棱针、皮肤针等针刺穴位使之出血后再拔罐的一种方法，主要用于顽麻奇痒、扭伤、挫伤等症。

拔罐的分类

拔罐的分类

按拔罐的形式分类

- **单罐法**
  即单罐独用，主要用于病变范围较小的部位和压痛点。
- **多罐法**
  即多罐并用，主要用于病变范围比较广泛的疾病。
- **闪罐法**
  是指在吸拔火罐后即刻取下，然后再吸拔，反复吸拔多次的方法。
- **走罐法**
  是指吸拔后在皮肤表面来回推拉的方法。

按排气方法分类

- **火罐法**
  即利用火力燃烧排去空气，以产生吸拔力的方法。
- **水罐法**
  即利用水蒸气的热气排去空气，以产生吸拔力的方法。
- **抽气罐法**
  即利用针管抽出空气，以产生吸拔力的方法。
- **挤压罐法**
  即用手挤压橡胶球排去空气，以产生吸拔力的方法。

按综合治疗方法分类

- **温水罐法**
  即在罐内注入一定量的温水后再吸拔火罐的方法。
- **针罐法**
  即先在穴位或病变部位上进行针刺，然后再吸拔火罐的方法。
- **药罐法**
  即用药水煮火罐或在罐内储存药液，然后再吸拔的一种方法。
- **刺络罐法**
  即先用三棱针、皮肤针等针刺穴位使之出血后再拔罐的一种方法。

拔罐的操作步骤

做好拔罐前的准备后，就可以进行拔罐了。一般来说，拔罐的过程很简单，但在各个环节上有一些问题是需要注意的。

● 拔罐开始

首先让患者取一定适宜位置，以将选好的穴位和患病部位显露出来。然后施治者就站在患者身边，选择合适的疗法按照操作要领进行拔罐操作。

● 询问患者感受

拔罐开始后，施治者应随时询问患者感觉如何，也要随时观察罐内皮肤的变化情况。如果罐力过大，患者感觉疼痛时，应放入少量空气以减轻吸拔力。操作方法是一只手拿住罐体稍倾斜，用另一只手手指按压对侧皮肤，以形成微小空隙，使少量空气进入。如果拔罐后患者感到吸拔无力，那么就应起罐再拔1次。

● 灵活掌握拔罐时间

确定拔罐时间的首要原则是要根据患者的年龄、体质、病情以及所拔罐的部位。比如年轻的患者时间可以长一些，年老的患者时间就可短些；病轻的就可以短些，病重的时间就可以长一些；拔罐在头、面、颈、肩、上肢等部位的，时间就可以短些，拔罐在腰背、臀部、腹部及下肢部位的，时间就可以长一些。

其次，还要根据罐具的不同来确定时间。比如大罐吸力强，那么1次只可拔 5 ～ 10 分钟；而小罐的吸力较弱，那么1次就可拔 10 ～ 15 分钟。

再次，还要根据拔罐的方法来确定时间。比如，在采用闪罐或走罐时，其留罐治疗时间应以罐下局部皮肤出现潮红或呈红豆点状的痧块、痧斑和瘀斑等为准；在采用其他罐法时，则要因具体方法的不同而要求罐下皮肤出现紫斑、潮红、肿胀、灼热、疼痛、抽拉感等为准；在采用针罐时，留罐时间的决定因素则取决于针感和出血情况等。

拔罐过程中的护理工作

1. 在拔罐过程中，应让患者保持一定的舒适体位，保证拔罐部位的平整，以使罐具稳定。

2. 在拔罐过程中，应保持室内温暖，让患者躺卧的地方远离风口，防止着凉。

3. 在拔罐过程中，应为患者加盖衣物以免着凉。

4. 施治者应仔细观察罐内皮肤隆起的程度和肤色变化，既要防止吸力不够，火罐脱落，又要防止因吸力过大或留罐时间太长而使患者皮肤出现较大水疱。

如何起罐

当治疗完毕，或者某个穴位、部位需要重新拔罐时，就到了起罐的时候。起罐的原则是动作应轻柔、协调，切不可生拉硬拔，以免损伤皮肤、使患者产生疼痛。具体操作方法是，先用一手握罐将其稍稍倾斜，然后再用另一手拇指在罐口边缘处挤压皮肤，以使气体进入罐内，此时罐具即可自然脱落。起罐后，患者所拔部位局部皮肤如出现水蒸气，那么可用棉球擦干；若起罐后皮肤干皱或有裂纹的，则应涂上植物油；若起罐后局部皮肤绷紧不适的，可轻轻按揉皮肤，使其放松；若起罐后有水疱的，可用无菌针挑破，用干净棉球擦干后再涂以龙胆紫即可；若起罐后患者身上拨出脓、血的，应用无菌棉球将之清洗干净，清洗后用纱布包裹；针罐或刺络拔罐后，针口应用医用酒精消毒。若起罐后皮肤出现紫红斑点的，则属正常反应，无须特别处理。拔罐结束后，应让患者休息 5 ~ 10 分钟。

拔罐疗程

拔罐疗程的确定也是根据病情程度及病人自身状况等因素确定的。比如，患感冒、发热等急性病的，要每天拔罐1次；若是重病的，则每天拔罐2 ~ 3次；是慢性病的，要两天拔罐1次；若是在拔罐后患者皮肤出现瘀斑、瘀块等情况的，应待瘀斑、瘀块消退后再做下一次拔罐。一般来说，拔罐7 ~ 10天为一个疗程，中间隔3 ~ 5天后，再进行第2个疗程。

第五章 拔罐养生疗法

养生保健是个从未停止探讨的话题，那么怎么才能青春永葆？怎么才能健康快乐呢？本章就如何用拔罐疗法强身健体进行全面系统的介绍，其中共包含十种方法：护肤美颜疗法、健脾开胃疗法、静心安神疗法、培补元气疗法、祛除浊气疗法、强筋健骨疗法、疏经活络疗法、调精补血疗法、养肝明目疗法、增强活力疗法。不管你是上班族、退休族，还是上学族总有一种或几种拔罐法适合你。

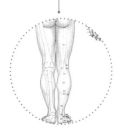

本章看点

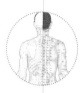

● 护肤美颜疗法

拔罐取穴：颧髎、风池、大椎、肝俞、脾俞、肾俞、血海、阴陵泉、三阴交

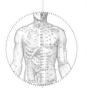

● 健脾开胃疗法

拔罐取穴：中脘、气海、脾俞、胃俞、足三里

● 静心安神疗法

拔罐取穴：厥阴俞、心俞、肝俞、肾俞、三阴交

● 培补元气疗法

拔罐取穴：关元、肾俞

● 祛除浊气疗法

拔罐取穴：太阳、曲池、委中

● 强筋健骨疗法

拔罐取穴：肝俞、脾俞、肾俞、关元、腰俞、足三里

● 疏经活络疗法

拔罐取穴：疼痛局部、曲池、足三里

● 调精补血疗法

拔罐取穴：肝俞、肾俞、足三里、血海、三阴交

● 养肝明目疗法

拔罐取穴：风池、肝俞、胆俞、肾俞、足三里、血海、太阳

● 增强活力疗法

拔罐取穴：关元、大椎、足三里

护肤美颜疗法

护肤养颜拔罐法是用火罐法拔颧髎、风池、大椎、血海、阴陵泉、三阴交这些穴位达到护肤美颜效果的一种方法。

长期使用护肤养颜疗法可以红润面色，减少皱纹，防治皮肤干燥、缺乏弹性，使面部皮肤光洁柔嫩，富有弹性。

拔罐操作方法

方法	取穴	操作方法
火罐法	颧髎、风池、大椎、肝俞、脾俞、肾俞、血海、阴陵泉、三阴交	颧髎宜轻拔，微显潮红即可，其他穴位每次取2~3穴，留罐5~10分钟

精确取穴

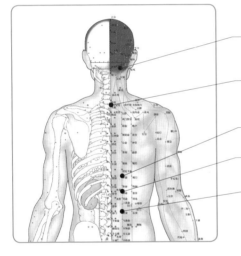

风池 位于人体的后颈部，后头骨下，两条大筋外缘陷窝中

大椎 人体颈部后正中线上，第7颈椎棘突下凹陷中

肝俞 在背部，当第9胸椎棘突下，旁开1.5寸处

脾俞 在第11胸椎棘突下，脊中旁开1.5寸处

肾俞 在第2腰椎棘突下，命门旁开1.5寸处

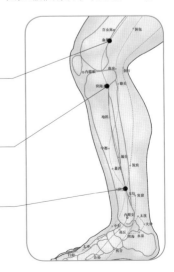

血海 在大腿内侧，髌底内侧端上2寸处

阴陵泉 在人体的小腿内侧，膝下胫骨内侧凹陷处

三阴交 在人体小腿内侧，足内踝上缘3指宽，踝尖正上方胫骨边缘凹陷中

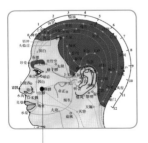

颧髎 在面部，目外眦直下，颧骨下缘凹陷处

18 健脾开胃疗法

脾胃虚弱是因脾虚或饮食不节、情志因素、劳逸失调等原因引起脾的功能虚衰、不足的病证。

使用拔罐疗法，可以增强脾运化食物、输布水液、统摄血液的作用，同时加强肠胃的消化吸收能力。

拔罐操作方法

方 法	取 穴	操作方法
火罐法	中脘、气海 、脾俞、胃俞、足三里	每日各穴留罐5～10分钟

精确取穴

中脘 在上腹部，前正中线，距脐中上 4 寸处

气海 在肚脐下缘两指（食指和中指并拢）处

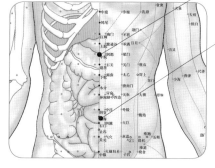

脾俞 在第 11 胸椎棘突下，脊中旁开 1.5 寸处

胃俞 在背部，第 12 胸椎棘突下，旁开 1.5 寸

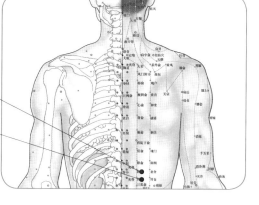

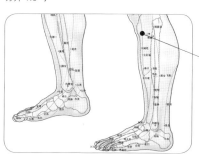

足三里 位于小腿前外侧，犊鼻穴下 3 寸，距胫骨前缘一横指（中指）处

19 静心安神疗法

静心安神疗法是一种安神法。用于治疗阴虚而造成的心神不安。
心神不安的症状有心悸易惊，健忘失眠，精神恍惚，多梦遗精，口舌生疮，大便燥结。使用静心安神拔罐疗法可以治疗心神不安，消除以上症状。

拔罐操作方法

方 法	取 穴	操作方法
火罐法	厥阴俞、心俞、肝俞、肾俞、三阴交	每次择2～3穴留罐5～10分钟。

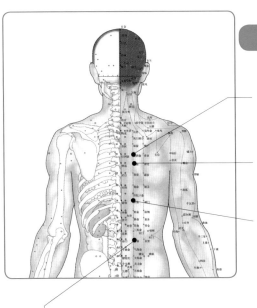

精确取穴

厥阴俞 背部，第5胸椎棘突上方，旁开2指宽处

心俞 第5胸椎棘突下，旁开1.5寸处

肝俞 在背部，第9胸椎棘突下，旁开1.5寸处

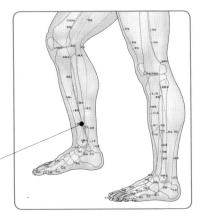

肾俞 在第2腰椎棘突下，命门旁开1.5寸处

三阴交 在人体小腿内侧，足内踝上缘3指宽，踝尖正上方胫骨边缘凹陷中

20 培补元气疗法

元气为人体健康的先天之本，是生命的原动力，元气充裕则身体健康，元气不足或受损则生病，元气耗尽则生命终结。

通过拔罐疗法可以培补元气，增强身体免疫力，加强防病抗病的能力。

拔罐操作方法

方 法	取 穴	操作方法
火罐法	关元、肾俞	每日睡前各穴留罐5～10分钟

精确取穴

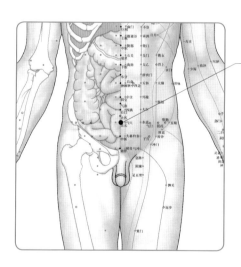

关元 在人体的下腹部，前正中线上，脐中下3寸处

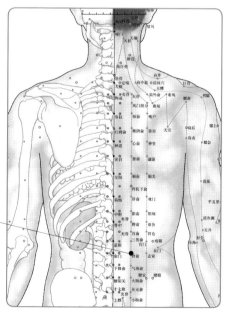

肾俞 在第2腰椎棘突下，命门旁开1.5寸处

21 祛除浊气疗法

> 身体里有了浊气会影响血液循环，影响心脏，使心脏供血不足，造成身体某部位疼痛。排除浊气对身体大有好处。
>
> 祛除浊气拔罐疗法可以及时排除体内的湿毒浊气，使肾气旺盛，人体的精力充沛，具有固齿乌发、聪耳明目、延缓衰老的作用。

拔罐操作方法

方 法	取 穴	操作方法
刺络拔罐	太阳、曲池、委中	用三棱针点刺各穴，然后将罐吸拔在点刺后的穴位上，留罐5~10分钟

精确取穴

太阳 在耳廓前面，前额两侧，外眼角延长线的上方

委中 在膝后区，腘横纹中点

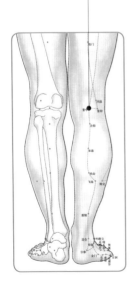

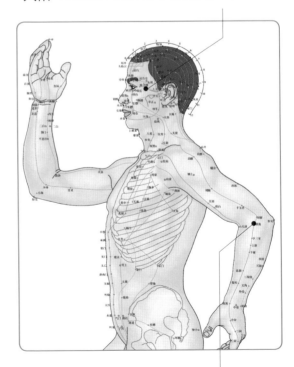

曲池 屈肘成直角，在肘弯横纹尽头筋骨间凹陷处

22 强筋健骨疗法

筋骨诸病为受风寒湿邪或肝肾不足所致的筋骨疼痛，腰膝软弱无力，以及手足拘挛等疾患的总称。

使用拔罐疗法拔相关穴位，可以起到疏风散寒除湿，舒筋通络，滋补肝肾等功能。

拔罐操作方法

方 法	取 穴	操作方法
火罐法	肝俞、脾俞、肾俞、关元、腰俞、足三里	每次取2~3穴，留罐5~10分钟

精确取穴

肝俞 在背部，当第9胸椎棘突下，旁开1.5寸处

脾俞 在第11胸椎棘突下，脊中旁开1.5寸处

肾俞 在第2腰椎棘突下，命门旁开1.5寸处

腰俞 在骶部，后正中线上，适对骶管裂孔

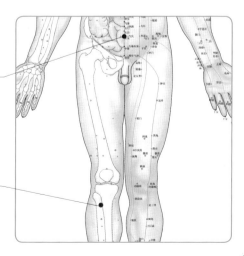

关元 在人体的下腹部，前正中线上，从肚脐往下3／5处

足三里 位于小腿前外侧，犊鼻穴下3寸，距胫骨前缘一横指（中指）处

23 疏经活络疗法

经络是运行气血、联系脏腑和体表及全身各部的通道，是人体功能的调控系统。

经络气血阻滞不通，就会造成有关部位的疼痛和肿胀，气血瘀积化热，则出现红、肿、热、痛的症状。通过拔罐疗法可以疏经活络，消除身体的不适。

拔罐操作方法

方法	取穴	操作方法
刺络拔罐	疼痛局部、曲池、足三里	疼痛局部梅花针轻轻叩刺出血后拔罐，使出血少许，再在曲池、足三里处留罐5～10分钟

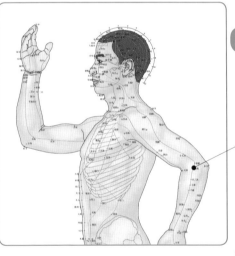

精确取穴

曲池 屈肘成直角，在肘弯横纹尽头筋骨间凹陷处

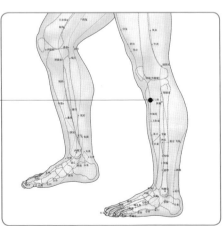

足三里 位于小腿前外侧，犊鼻穴下3寸，距胫骨前缘一横指（中指）处

24 调精补血疗法

精血系精与血的统称，是维持人体生命活动的基本物质。

肾为先天之本，主藏精。脾为后天之本，气血生化之源，二者相互滋生，精血才能充盈。通过调精补血拔罐疗法可使先天之精旺盛，后天气血充足，从而达到健康长寿之目的。

拔罐操作方法

方 法	取 穴	操作方法
火罐法	肝俞、肾俞、足三里、血海、三阴交	每日择1~2穴留罐5~10分钟

精确取穴

肝俞 在背部，第9胸椎棘突下，旁开1.5寸处

肾俞 在第2腰椎棘突下，命门旁开1.5寸处

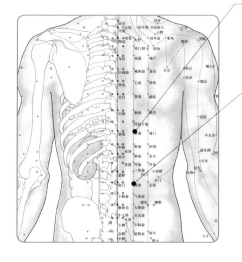

足三里 位于小腿前外侧，犊鼻穴下3寸，距胫骨前缘一横指（中指）处

血海 在大腿内侧，髌底内侧端上2寸处

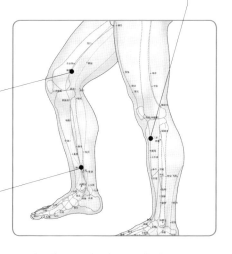

三阴交 在人体小腿内侧，足内踝上缘3指宽，踝尖正上方胫骨边缘凹陷中

25 养肝明目疗法

肝与眼睛通过经脉而互相联系，眼睛得肝血的濡养，才能维持正常的视力。
肝血不足时，可出现两眼干涩、视力模糊；肝火上犯时可见眼红肿疼痛；肝阳上扰时可见头昏眼花等病状。通过拔罐疗法可以疏通肝与眼睛连接的经脉，达到养肝明目的效果。

拔罐操作方法

方法	取穴	操作方法
火罐法	风池、肝俞、胆俞、肾俞、足三里、血海、太阳	每次选2～3穴留罐5～10分钟

精确取穴

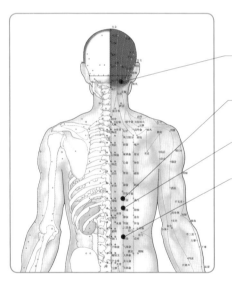

风池 位于人体的后颈部，后头骨下，两条大筋外缘陷窝中

肝俞 在背部，第9胸椎棘突下，旁开1.5寸

胆俞 在背部，第10胸椎棘突下，旁开1.5寸

肾俞 在第二腰椎棘突下，命门旁开1.5寸处

血海 在大腿内侧，髌底内侧端上2寸处

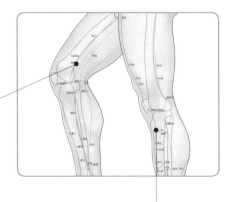

足三里 位于小腿前外侧，犊鼻穴下3寸，距胫骨前缘一横指（中指）处

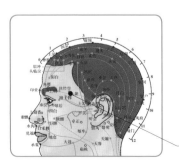

太阳 在耳廓前面，前额两侧，外眼角延长线的上方

26 增强活力疗法

活力指旺盛的生命力。包括个体感到拥有的体力、情绪能量和认知灵活性三方面内容。

用拔罐疗法拔相应穴位能使人身体强健，精力充沛，饮食、睡眠良好，同时还能稳定情绪，进而提高生活效率。

拔罐操作方法

方 法	取 穴	操作方法
火罐法	关元、大椎、足三里	每日睡前在各穴位上留罐10～15分钟

精确取穴

关元 在人体的下腹部，前正中线上，从肚脐往下 3 / 5 处

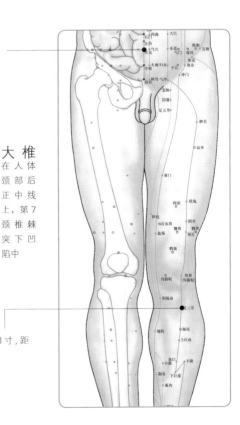

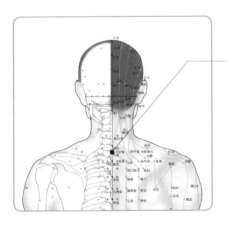

大 椎 在人体颈部后正中线上，第 7 颈椎棘突下凹陷中

足三里 位于小腿前外侧，犊鼻穴下3寸，距胫骨前缘1横指（中指）处

第六章 呼吸系统疾病

本章介绍了肺炎、支气管炎、感冒三种在日常生活中发病率比较高、典型的呼吸系统疾病的拔罐疗法。每小节的结构是先对疾病做一简介，然后再阐述治疗该种疾病所应选取的穴位和具体的拔罐操作步骤。

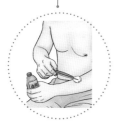

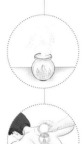

● 肺炎

肺炎是由细菌或病毒引起的急性肺部炎症。

● 支气管炎

主要症状是咳嗽、胸骨后疼痛,偶尔也有哮鸣音和气急。

● 感冒

感冒是由病毒引起的上呼吸道感染疾病。

本章看点

27 肺炎

肺炎是由细菌或病毒引起的急性肺部炎症。可由多种细菌、真菌、病毒或者寄生虫引起，化学物质、过敏等因素也能引起肺炎。肺炎按照发病部位区分，可分为大叶性、小叶性和间质性肺炎，尤其以大叶性肺炎居多。大叶性肺炎病变起始于局部肺泡，并迅速蔓延至一个肺段或整个大叶。肺炎一般多发于冬春两季。

诊断

下面就以大叶性肺炎为例，介绍一下肺炎的临床诊断。

1. 突然起病、寒战、高热、咳嗽、胸痛，咳铁锈色痰，出现口唇疱疹。

2. 病变部位叩诊浊音，呼吸音降低，听到湿啰音，语颤及支气管语音增强。

3. 血液中白细胞总数及中性粒细胞增高。

4. 除上述临床表现外，出现周围循环衰竭，如呼吸表浅，脉搏细速，出冷汗，四肢冰冷，血压下降，甚至神志昏迷。

选穴及治疗方法

单纯火罐法

所选穴位：大椎、身柱、肺俞。

治疗方法：让患者取俯卧位，先选用中等型号的玻璃火罐，然后用闪火法将罐吸拔在穴位上，留罐 10 ~ 15 分钟，以吸拔部位的皮肤变得红紫为准。每日治疗 1 次，连续吸拔 3 次。

刺络罐法

所选穴位：大椎、身柱、肺俞。

治疗方法：让患者取俯卧位，在对穴位皮肤进行常规消毒后，首先用三棱针点刺或用梅花针扣刺穴位周围皮肤至微微出血的程度，接着用闪火法将罐吸拔在穴位上，留罐 10 ~ 15 分钟，以吸拔出血1毫升左右为度。每日治疗一次。

拔罐选穴与治疗方法

精确取穴

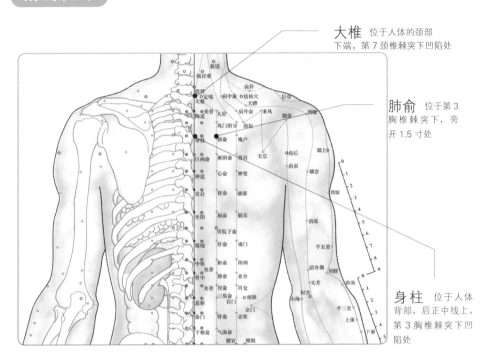

大椎 位于人体的颈部
下端，第 7 颈椎棘突下凹陷处

肺俞 位于第 3
胸椎棘突下，旁
开 1.5 寸处

身柱 位于人体
背部，后正中线上，
第 3 胸椎棘突下凹
陷处

选穴及操作步骤

● **单纯火罐法** 　　大椎　身柱　肺俞		
让患者取俯卧位并选用中等型号的玻璃火罐	用闪火法将罐吸拔在穴位上	留罐 10 ~ 15 分钟，以吸拔部位的皮肤变得红紫为准
● **刺络罐法** 　　大椎　身柱　肺俞		
让患者取俯卧位并对穴位皮肤进行消毒	用三棱针点刺或用梅花针扣刺穴位周围皮肤至微微出血的程度	用闪火法将罐吸拔在穴位上，并留罐 10 ~ 15 分钟

28 支气管炎

◎ 家庭拔罐速查手册

支气管炎是病毒和细菌的重复感染形成了气管、支气管黏膜及周围组织的慢性非特异性炎症。临床上以长期咳嗽、咳痰或伴有喘息及反复发作为特征。支气管炎有急、慢性之分。急性支气管炎是由病毒和细菌感染，或因物理、化学因素的刺激而引起的急性炎症。主要症状是咳嗽、胸骨后疼痛，偶尔也有哮鸣音和气急。慢性支气管炎也是由病毒、细菌感染，或是由物理、化学因素刺激所引起的。本病多发于中年以上的人。

● 诊断

慢性支气管炎与急性支气管炎两者区别较易，可根据下述三方面鉴别。

1.急性支气管炎一般在发病前无支气管炎病史，即无慢性咳嗽、咳痰及喘息等病史。而慢性支气管炎均有上述呼吸道病史。

2.急性支气管炎起病较快，开始为干咳，以后咳黏痰或脓性痰。常伴胸骨后闷胀或疼痛、发热等全身症状，多在3～5天内好转，但咳嗽、咳痰症状常持续2～3周才恢复。而慢性支气管炎则以长期、反复而逐渐加重的咳嗽为突出症状，伴有咳痰。咳痰症状与是否感染有关，时轻时重，还可伴有喘息，病程迁延。

3.急性支气管炎多伴有阻塞性肺气肿及肺心病，而慢性支气管炎发展到一定阶段常伴有上述疾病。

● 选穴及治疗方法

单纯火罐法治疗急性支气管炎

所选穴位：大椎、风门、身柱、脾俞、膻中、中府、尺泽。

治疗方法：让患者取适宜体位，用闪火法或者投火法将火罐按穴位吸拔，留罐20分钟。每日1次。

单纯火罐法治疗慢性支气管炎

所选穴位：肺俞、脾俞、肾俞、中府、膻中、足三里、丰隆。

治疗方法：让患者取适宜体位，对穴位皮肤进行消毒后，再用闪火法吸拔穴位，留罐15分钟，以穴位皮肤红紫为准。每日治疗1次。

拔罐选穴与治疗方法

精确取穴

膻中 位于人体胸部，当前正中线上，平第 4 肋间，两乳头连线的中点

中府 位于人体胸前壁的外上方，云门下 1 寸，平第 1 肋间隙，距前正中线 6 寸处

大椎 位于人体的颈部下端，第 7 颈椎棘突下凹陷处

风门 位于人体背部，当第 2 胸椎棘突下，旁开 1.5 寸处

身柱 位于人体背部，当后正中线上，第 3 胸椎棘突下凹陷中

肺俞 位于人体背部，第 3 胸椎棘突下，旁开 1.5 寸处

脾俞 位于人体背部，第 11 胸椎棘突下，旁开 1.5 寸处

肾俞 位于人体腰部，第 2 腰椎棘突下，旁开 1.5 寸处

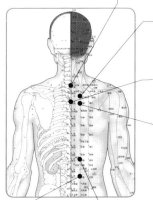

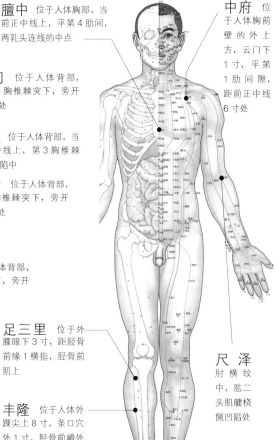

足三里 位于外膝眼下 3 寸，距胫骨前缘 1 横指，胫骨前肌上

丰隆 位于人体外踝尖上 8 寸，条口穴外 1 寸，胫骨前嵴外 2 横指处

尺泽 肘横纹中，肱二头肌腱桡侧凹陷处

选穴及操作步骤

● 单纯火罐法	大椎　风门　身柱　脾俞　膻中　中府　尺泽	
让患者取适宜体位	用闪火法或者投火法将火罐按穴位吸拔，留罐 20 分钟	
● 单纯火罐法	肺俞　脾俞　肾俞　中府　膻中　足三里　丰隆	
让患者取适宜体位 ➡	对穴位皮肤进行消毒 ➡	用闪火法吸拔穴位，留罐 15 分钟，以穴位皮肤红紫为准

29 感冒

感冒，由呼吸道病毒引起，其中以冠状病毒和鼻病毒为主要致病病毒。总体上分为普通感冒和流行感冒。普通感冒，中医称"伤风"，是由多种病毒引起的一种呼吸道常见病，其中30%~50%是由某种血清型的鼻病毒引起。普通感冒多发于初冬，其他季节也常有发生。流行性感冒，是由流感病毒引起的急性呼吸道传染病。病毒存在于病人的呼吸道中，在病人咳嗽、打喷嚏时经飞沫传染给别人。

诊断

1. 临床表现以鼻塞、咳嗽、头痛、恶痛发热、全身不适为其特征。全年均可发病。

2. 病毒从呼吸道分泌物中排出并传播，当机体抵抗力下降，如受凉、营养不良、过度疲劳、烟酒过度、全身性疾病及鼻部本身的慢性疾病影响呼吸道畅通等，容易诱发感染。感冒发作后继发细菌感染。

3. 感冒起病时鼻内有干燥感及痒感、打喷嚏、全身不适或有低热，以后渐有鼻塞、嗅觉减退、流大量清水鼻涕、鼻黏膜充血、水肿、有大量清水样或脓性分泌物等。若无并发症，病程为7~10天。

4. 感冒可能会引发细菌感染，但是千万不可随便使用药物治疗。在人体免疫系统杀死病毒后，绝大部分感染会自动痊愈。

选穴及治疗方法

闪罐法或单纯火罐法

所选穴位：大椎、风门、肺俞、曲池、印堂、太阳、合谷。

治疗方法：患者取俯卧位，暴露背部。采取闪火法将火罐吸拔在穴位上，然后取下，对穴位施连续闪罐，以皮肤潮红为度。每日1次。或施以单纯火罐，留罐10~15分钟，每日1次；也可与贮水罐、药罐配合使用，留罐15~20分钟，每日1次。

刺络罐法

所选穴位：大椎。

治疗方法：患者取坐式俯伏位，消毒穴位皮肤后，用七星梅花针，中强刺激手法，叩刺大椎穴为中心的穴区8~10次，然后取中号玻璃罐，用闪火法将罐吸拔在穴位上，留罐10分钟左右，出血1~2毫升即可起罐。每日1次，一般1次即愈。

拔罐选穴与治疗方法

精确取穴

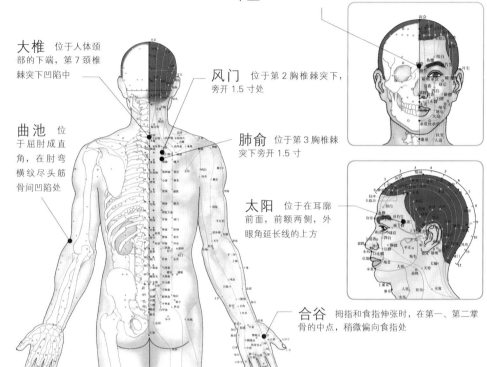

印堂 位于面额部，在两眉头连线的中点

大椎 位于人体颈部的下端，第 7 颈椎棘突下凹陷中

风门 位于第 2 胸椎棘突下，旁开 1.5 寸处

曲池 位于屈肘成直角，在肘弯横纹尽头筋骨间凹陷处

肺俞 位于第 3 胸椎棘突下旁开 1.5 寸

太阳 位于在耳廓前面，前额两侧，外眼角延长线的上方

合谷 拇指和食指伸张时，在第一、第二掌骨的中点，稍微偏向食指处

选穴及操作步骤

● 闪罐法	大椎、风门、肺俞、曲池、印堂、太阳、合谷	
患者取俯卧位以暴露出背部	采取闪火法将火罐吸拔在穴位上，然后取下	对穴位施连续闪罐，以皮肤潮红为度

● 刺络罐法	大椎	
患者取坐式俯伏位，消毒穴位皮肤	用七星梅花针，中强刺激手法，叩刺大椎穴为中心的穴区 8～10 次	取中号玻璃罐，用闪火法将罐吸拔在穴位上，留罐 10 分钟左右

第七章 消化系统疾病

本章着重介绍便秘、慢性胃炎、脱肛三种在日常生活中发病率比较高、典型的消化系统疾病的拔罐疗法。每小节的结构是先对疾病做一简介，然后再阐述治疗该种疾病所应选取的穴位和具体的拔罐操作步骤。

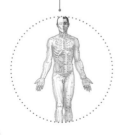

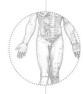

● 便秘

便秘是指大便次数减少和粪便干燥难解。

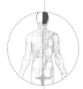

● 慢性胃炎

慢性胃炎，是胃黏膜的非特异性慢性炎症。

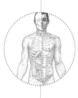

● 脱肛

多见于体质虚弱的小儿和老年人。

本章看点

30 便秘

便秘是指大便次数减少和粪便干燥难解。一般两天以上无排便，提示存在便秘。健康人的排便习惯可明显不同，必须根据本人平时排便习惯和排便是否困难，才能对有无便秘做出判断。精神因素、饮食规律改变、滥用强泻药等，均可导致便秘。一般分为实证便秘和虚证便秘。

诊断

1.实证便秘症状：大便干结，腹中胀满，伴有口干口臭，小便短赤；或伴有胸胁满闷，嗳气呃逆等。

2.虚证便秘症状：大便干结，欲便不出，腹中胀满，伴有便后乏力，汗出气短；或伴有心悸气短，失眠健忘；或伴有面色苍白，四肢不温，喜热怕冷，小便清长，或腹中冷痛，拘急，怕按揉，或腰膝酸冷。

选穴及治疗方法

留针罐法

所选穴位：天枢、大横、大肠俞、足三里、神阙、气海。

治疗方法：患者取仰卧位，宽衣露肤。常规消毒穴位皮肤后，先用毫针刺各穴，待得气后留针，用闪火法将罐吸拔在针刺部位，留针罐10～15分钟，每日1次。若属热证便秘加拔曲池穴、丰隆穴；若为冷证便秘、虚证便秘加拔关元穴(咨询医生后施治)。

单纯火罐法

所选穴位：天枢、大肠俞、脾俞。

治疗方法：患者取适宜体位，用闪火法将罐吸拔在各穴，留罐10～15分钟。每日1次。

注意事项

上述各法对便秘有明显的效果，治疗期间不可滥用泻下药。应多食蔬菜、水果，养成定时排便的习惯。

拔罐选穴与治疗方法

精确取穴

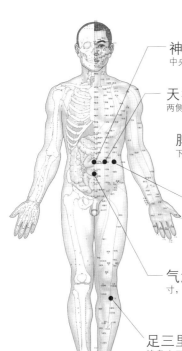

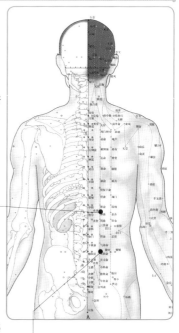

神阙 位于人体的腹中部,肚脐中央

天枢 位于中腹部,肚脐左右两侧3指宽处

脾俞 位于第11胸椎棘突下,脊中旁开1.5寸处

大横 位于人体的腹中部,距脐中4寸处

气海 位于下腹部,脐中下1.5寸,前正中线上

大肠俞 位于腰部,第4腰椎棘突下,旁开1.5寸处

足三里 位于小腿前外侧,犊鼻穴下3寸,距胫骨前缘1横指(中指)处

选穴及操作步骤

● 留针罐法	天枢、大横、大肠俞、足三里、神阙、气海	
患者取仰卧位,宽衣露肤	→ 常规消毒穴位皮肤后,先用毫针刺各穴,待得气后留针(咨询医生后施治)	→ 用闪火法将罐吸拔在针刺部位,留针罐10～15分钟
● 单纯火罐法	天枢、大肠俞、脾俞	
患者取适宜体位	→ 用闪火法将罐吸拔在各穴,留罐10～15分钟	

31 慢性胃炎

慢性胃炎，是以胃黏膜的非特异性慢性炎症为主要病理变化的慢性疾病。成因一般来自三个方面：一是由急性胃炎转变而来；二是由其他疾病引起的继发炎症，如溃疡病、胃癌、胃扩张、胃下垂等；三是由饮食无节制、爱吃生冷辛辣食品、长期饮酒、过度吸烟、精神刺激等因素诱发所致。

● 诊断

1. 上腹部不适或疼痛，进食后加重；常有口臭、口苦、嗳气、恶心、食欲不振等症状。

2. 胃酸常增高，临床征象可似溃疡病，也可发生胃出血。后期可见营养不良、消瘦、贫血、舌萎缩，部分患者胃酸减降低，有时出现腹泻，本病可恶变成胃癌。

3. 胃液分析。

● 选穴及治疗方法

单纯火罐法

所选穴位：胆俞、肝俞、脾俞、膈俞、胃俞、三焦俞、内关、足三里。

治疗方法：让患者取俯卧位，用闪火法将火罐吸拔在穴位上，留罐15分钟。2天治疗1次，5次为1个疗程。

刺络罐法

所选穴位：大椎、脾俞、胃俞、身柱、中脘、胃俞。

治疗方法：让患者取俯卧位或坐位，在对穴位皮肤进行常规消毒后，先用三棱针点刺穴位到出血的程度，然后再用闪火法将罐吸拔在点刺穴位上，留罐10分钟。每次做1组穴位，每2天为1个治疗。

闪罐法

所选穴位：中脘、天枢、关元。

治疗方法：让患者取俯卧位，暴露出腹部。首先用闪火法将玻璃火罐吸拔在穴位上，然后在每个穴位上连续闪罐20~30下，最后再留罐10分钟。病重时每日1次，待症状缓解后改为每2日1次。

拔罐选穴与治疗方法

精确取穴

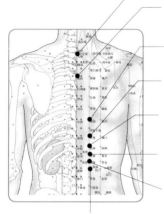

大椎 位于人体的颈部下端，第7颈椎棘突下凹陷处

身柱 位于人体背部，后正中线上，第3胸椎棘突下凹陷中

膈俞 位于人体背部，第7胸椎棘突下，旁开1.5寸处

肝俞 位于人体背部，第9胸椎棘突下，旁开1.5寸处

胆俞 位于人体背部，第10胸椎棘突下，旁开1.5寸处

脾俞 位于人体背部，第11胸椎棘突下，旁开1.5寸处

胃俞 位于人体背部，当第12胸椎棘突下，旁开1.5寸处

三焦俞 位于人体腰部，当第1腰椎棘突下，旁开1.5寸

中脘 位于人体腹部，脐上4寸，即胸骨下端至脐连线之中点

天枢 位于人体中腹部，肚脐向左右3指宽处

关元 位于人体下腹部，前正中线上，当脐下3寸处

内关 位于前臂正中，腕横纹上2寸，在桡侧屈腕肌腱与掌长肌腱之间

足三里 位于外膝眼下3寸，距胫骨前缘1横指，胫骨前肌上

选穴及操作步骤

● 单纯火罐法	胆俞　肝俞　脾俞　膈俞　胃俞　三焦俞　内关　足三里		
让患者取俯卧位	➡ 用闪火法将罐吸拔在穴位上，留罐15分钟		
● 刺络罐法	大椎　脾俞　胃俞　身柱　中脘　胃俞		
让患者取俯卧位或坐位	➡ 对穴位皮肤进行常规消毒	➡ 用三棱针点刺穴位到出血的程度	➡ 再用闪火法将罐吸拔在点刺穴位上，留罐10分钟
● 闪罐法	中脘　天枢　关元		
让患者取俯卧位以暴露出腹部	➡ 用闪火法将玻璃火罐吸拔在穴位上	➡ 在每个穴位上连续闪罐20～30下，最后再留罐10分钟	

32 脱肛

脱肛又称肛管直肠脱垂，是直肠黏膜、肛管、直肠全层和部分乙状结肠向下移位，脱出肛门外的一种疾病，多见于体质虚弱的小儿和老年人，身高瘦弱者也易发生。如果只是黏膜下垂，称部分脱垂；如果直肠全层脱垂，则称完全脱垂；脱垂部分在直肠内，叫内脱垂；如果完全脱出肛门外时，叫外脱垂。

● 诊断

1. 早期便后有黏膜自肛门脱出，并可自行缩回；以后渐渐不能自行回复，需用手上托才能复位，常有少许黏液自肛门流出；排便后有下坠感和排便不尽感，排便次数增多。

2. 脱出后局部有发胀感，也可感到腰骶部胀痛，脱出的黏膜有黏液分泌，黏膜常受刺激可发生充血、水肿、糜烂和溃疡，分泌可夹杂血性黏液，刺激肛周皮肤，引起瘙痒。

3. 未脱出时，体检可见肛口呈散开状，指检往往发现肛括约肌松弛，收缩力减弱。可嘱病人下蹲用力，等肛管全部脱出后，再行检查，确定为部分和完全脱垂。

● 选穴及治疗方法

单纯火罐法

所选穴位：次髎、足三里、脾俞、肾俞、气海。

治疗方法：让患者取俯卧位，以闪火法将火罐吸拔在穴位上，留罐15分钟。然后变换体位为仰卧位，再以闪火法用罐吸拔气海、足三里，留罐15分钟。每日1次。

温灸罐法

所选穴位：神阙、中脘。

治疗方法：让患者取仰卧位，用闪火法将罐吸拔在穴位上，留罐10～15分钟。起罐后，再在上述穴位上加温灸5～8次。每日1次，5次为1个疗程（咨询医生后施治）。

● 注意事项

本病患者在治疗期间应忌食辛辣、油腻的食物，以保持大便通畅。除此之外，患者还应该积极地进行提肛训练。

拔罐选穴与治疗方法

精确取穴

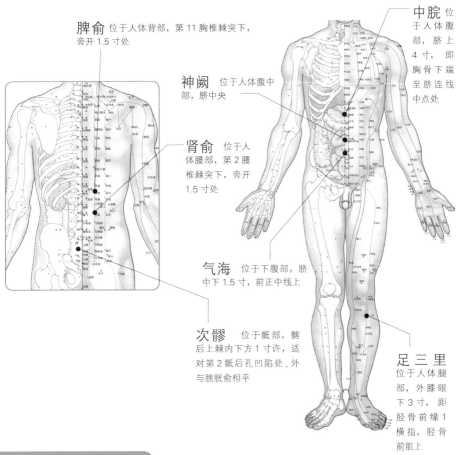

脾俞 位于人体背部，第 11 胸椎棘突下，旁开 1.5 寸处

神阙 位于人体腹中部，脐中央

肾俞 位于人体腰部，第 2 腰椎棘突下，旁开 1.5 寸处

中脘 位于人体腹部，脐上 4 寸，即胸骨下端至脐连线中点处

气海 位于下腹部，脐中下 1.5 寸，前正中线上

次髎 位于骶部，髂后上棘内下方 1 寸许，适对第 2 骶后孔凹陷处，外与膀胱俞相平

足三里 位于人体腿部，外膝眼下 3 寸，距胫骨前缘 1 横指，胫骨前肌上

选穴及操作步骤

● 单纯火罐法	次髎　足三里　脾俞　肾俞　气海		
让患者取俯卧位 →	以闪火法将火罐吸拔在穴位上，留罐 15 分钟 →	变换体位为仰卧位 →	以闪火法用罐吸拔气海、足三里，留罐 15 分钟

● 温灸罐法	神阙　中脘	
患者取仰卧位 →	用闪火法将罐吸拔在穴位上，留罐 10～15 分钟（咨询医生后施治） →	起罐后，在上述穴位上加温灸 5～8 次

第八章 心血管系统疾病

本章介绍高血压、脑血栓、心绞痛三种在日常生活中发病率比较高、典型的心血管系统疾病的拔罐疗法。每小节的结构是先对疾病做一简介，然后再阐述治疗该种疾病所应选取的穴位和具体的拔罐操作步骤。

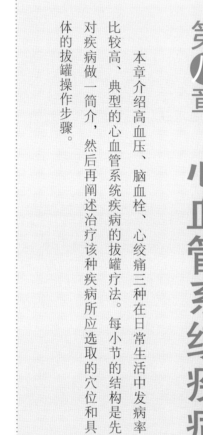

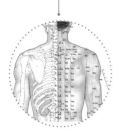

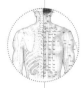

● 高血压

高血压是一种以体循环动脉压升高为主的常见病。

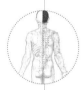

● 脑血栓

脑血栓是斑块附着在动脉的内膜形成血栓。

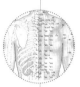

● 心绞痛

本病多见于男性，多数病人在 40 岁以上。

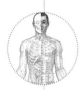

本章看点

33 高血压

高血压，又称原发性高血压，是一种以动脉血压持续升高为主要表现的慢性疾病，常引起心、脑、肾等重要器官的病变并出现相应的后果。其发病原因尚不明晰，但通常认为与长期精神紧张和遗传有关。

● 诊断

1.症状复杂，常见的有：头痛、头晕、头胀、耳鸣、心悸、四肢发麻、颈项僵硬、烦躁、失眠等。

2.血压在 18.62/11.97 千帕（140 / 90 毫米汞柱）以上。

3.高血压的节律。

● 选穴及治疗方法

刺络罐法一

所选穴位：大椎。

治疗方法：让患者取坐位，在对穴位皮肤进行常规消毒后，先用三棱针在大椎穴上划出 1 厘米长的痕迹并使之有少量血液渗出，然后用闪火法将火罐迅速吸拔在穴位上，留罐 5 ~ 15 分钟。起罐后擦干净血迹并用棉纱包裹，以防感染。这种治疗每周 1 次，5 次为一个疗程。

刺络罐法二

所选穴位：肝俞、筋缩。

治疗方法：让患者取俯卧位，在对穴位皮肤进行常规消毒后，先用梅花针叩刺穴位并使之出血，然后用闪火法将罐吸拔在穴位上，留罐 5 ~ 10 分钟，吸拔至出血 2 ~ 3 毫升。两穴交替吸拔，两日 1 次。

留针罐法

所选穴位：大椎。

治疗方法：让患者取俯卧位暴露出背部。在对穴位皮肤进行消毒后，用 2 寸毫针迅速直刺入穴中 1.0 ~ 1.5 寸，当患者觉得针感下移时，将玻璃火罐吸拔在该穴位上，留罐约 20 分钟。每两日 1 次，10 次为 1 个疗程。以 3 个疗程为治疗限度，并且每个疗程之间必须间隔 7 日。

拔罐选穴与治疗方法

精确取穴

大椎 位于人体的颈部下端，第7颈椎棘突下凹陷中

肝俞 在人体背部，第9胸椎棘突下，旁开1.5寸处

筋缩 位于人体背部，后正中线上，第9胸椎棘突下凹陷中

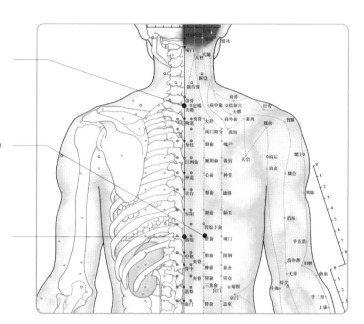

选穴及操作步骤

● **刺络罐法一** 　大椎

让患者取坐位并对穴位皮肤进行常规消毒	→	用三棱针在大椎穴上画出1厘米长的痕迹使之有血液渗出	→	用闪火法将火罐迅速吸拔在穴位上，留罐5～15分钟

● **刺络罐法二** 　肝俞、筋缩

让患者取俯卧位并对穴位皮肤进行常规消毒	→	用梅花针叩刺穴位并使之出血	→	用闪火法将罐吸拔在穴位上，留罐5～10分钟，吸拔至出血2～3毫升

● **留针罐法三** 　大椎

让患者俯卧位暴露出背部并对穴位皮肤进行常规消毒	→	用2寸毫针迅速直刺入穴中1.0～1.5寸	→	将玻璃火罐吸拔在该穴位上，留罐约20分钟

34 脑血栓

脑血栓是在脑动脉粥样硬化斑块基础上，在血流缓慢、血压偏低的条件下，血液的有形成分附着在动脉的内膜形成血栓。临床上以偏瘫为主要表现。多发生于 50 岁以后，男性略多于女性。

● 诊断

1. 患者发病前曾有肢体发麻，运动不灵、言语不清、眩晕、视物模糊等征象。

2. 常于睡眠中或晨起发病，患肢活动无力或不能活动，说话含混不清或失语，喝水时呛水。

3. 多数病人意识消除或轻度障碍。

4. 面神经及舌下神经麻痹，眼球震颤，肌张力和腹反射减弱或增强，病理反射阳性，腹壁及提睾反射减弱或消失。

5. 脑血栓轻微者表现为一侧肢体活动不灵活、感觉迟钝、失误，严重者可出现昏迷、大小便失禁甚至死亡。

● 选穴及治疗方法

单纯火罐法

所选穴位：①大椎、心俞、肝俞、脾俞。②风门、膈俞。

治疗方法：患者选侧卧位，用闪火法将罐吸拔在穴位上，留罐 15 分钟。每次 1 组穴，每日 1 次。

刺络罐法

所选穴位：①大椎、心俞、肝俞、脾俞。②风门、膈俞。

治疗方法：患者取侧卧位，常规消毒穴位皮肤后，每次 1 组穴，先用三棱针点刺或用皮肤针叩刺至微出血，然后用闪火法将罐吸拔在叩刺的穴位上，留罐 10 分钟。每日或隔日 1 次，15 日为 1 个疗程，休息 5 日再进行下一个疗程。

拔罐选穴与治疗方法

精确取穴

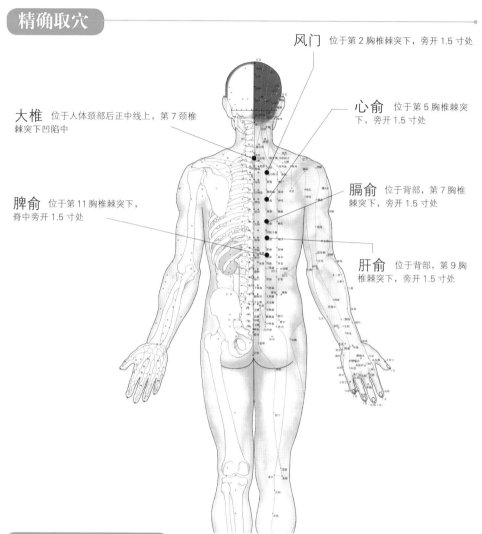

风门 位于第 2 胸椎棘突下，旁开 1.5 寸处

大椎 位于人体颈部后正中线上，第 7 颈椎棘突下凹陷中

心俞 位于第 5 胸椎棘突下，旁开 1.5 寸处

膈俞 位于背部，第 7 胸椎棘突下，旁开 1.5 寸处

脾俞 位于第 11 胸椎棘突下，脊中旁开 1.5 寸处

肝俞 位于背部，第 9 胸椎棘突下，旁开 1.5 寸处

选穴及操作步骤

● 单纯火罐法	①大椎 心俞 肝俞 脾俞 ②风门 膈俞	
患者选侧卧位 ➡	用闪火法将罐吸拔在穴位上，留罐 15 分钟	
● 刺络罐法	①大椎 心俞 肝俞 脾俞 ②风门 膈俞	
患者取侧卧位，常规消毒穴位皮肤 ➡	每次 1 组穴，先用三棱针点刺或用皮肤针叩刺至微出血 ➡	用闪火法将罐吸拔在叩刺的穴位上，留罐 10 分钟

35 心绞痛

家庭拔罐速查手册

心绞痛，是冠状动脉供血不足，心肌急剧的暂时缺血与缺氧所引起的以发作性胸痛或胸部不适为主要表现的临床综合征。本病多见于男性，多数病人在 40 岁以上。

诊断

1. 心绞痛应是压榨紧缩、压迫窒息、沉重闷胀性疼痛，其实也并非"绞痛"。少数病人可为烧灼感、紧张感或呼吸短促伴有咽喉或气管上方紧榨感。疼痛或不适感开始时较轻，逐渐增剧，然后逐渐消失，很少为体位改变或深呼吸所影响。

2. 心绞痛症状多表现为闷痛、压榨性疼痛或胸骨后、咽喉部有紧缩感。

3. 诱发因素以体力劳累为主，其次为情绪激动。登楼、平地快步走、饱餐后步行、逆风行走，甚至用力大便或将臂举过头部的轻微动作，暴露于寒冷环境、进食冷饮、身体其他部位的疼痛，以及恐怖、紧张、发怒、烦恼等情绪变化，都可诱发。但自发性心绞痛可在无任何明显诱因下发生。

选穴及治疗方法

刺络罐法

所选穴位：至阳。

治疗方法：当心绞痛发作时，首先要对穴位皮肤进行消毒，然后用三棱针迅速点刺至阳穴并使之出血，最后采用闪火法将罐吸拔至阳穴上，留罐 5 分钟，疼痛可得到快速缓解。

单纯火罐法

所选穴位：心俞、膻中、巨阙、膈俞。

治疗方法：让患者取右侧卧位，采用闪火法将罐吸拔在上述穴位上，留罐 10 分钟。患者疼痛可得到缓解。

拔罐选穴与治疗方法

精确取穴

心俞 位于第 5 胸椎棘突下、旁开 1.5 寸处

膻中 位于胸部，前正中线上，平第
4 肋间，两乳头连线的中点

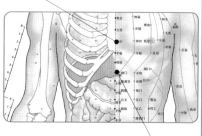

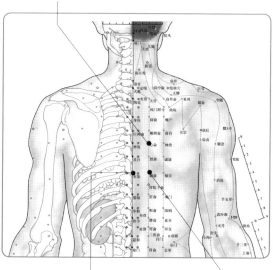

巨阙 位于人体前正中线，脐上
6 寸处

至阳 位于第 7 胸椎棘突
下凹陷中处

膈俞 位于第 7 胸椎棘突
下，旁开 1.5 寸处

选穴及操作步骤

● 刺络罐法	至阳	
对穴位皮肤进行消毒 ➡	用三棱针迅速点刺 至阳穴并使之出血 ➡	采用闪火法将罐吸拔至 阳穴上，留罐 5 分钟
● 单纯火罐法	心俞　膻中　巨阙　膈俞	
让患者取右侧卧位 ➡	采用闪火法将罐吸拔在 上述穴位上 ➡	留罐 10 分钟

第九章 泌尿生殖系统疾病

本章主要介绍慢性肾炎、前列腺炎、男性功能障碍、痔疮四种在日常生活中发病率比较高、典型的泌尿生殖系统疾病的拔罐疗法。每小节的结构是先对疾病做一简介，然后再阐述治疗该种疾病所应选取的穴位和具体的拔罐操作步骤。

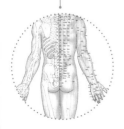

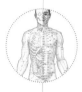

● 慢性肾炎

此病一般可分：隐匿型、肾病型、高血压型和混合型。

● 前列腺炎

前列腺炎是指前列腺特异性和非特异性感染所致的。

● 男性性功能障碍

男性性功能障碍是性交某个阶段发生异常。

● 痔疮

痔疮包括内痔、外痔和混合痔。

本章看点

36 慢性肾炎

　　慢性肾炎，全称为慢性肾小球肾炎，是由多种病因所引起的原发于肾小球的一种免疫性炎症性疾病。成因有三个方面：一是由急性肾炎转变而来；二是由其他疾病引起的续发炎症；三是饮食无节制、爱吃生冷辛辣、长期饮酒、过度吸烟、精神刺激等因素诱发所致。

● 诊断

　　1.临床症状表现为上部不适或疼痛，进食后加重；常有口臭、口苦、嗳气、恶心、食欲不振等。

　　2.面部和下肢常有缓起的水肿出现。

　　3.面色苍白或萎黄，胃口不开、恶心、常感吃力、腰酸痛，一般不发热。

● 选穴及治疗方法

单纯火罐法

　　所选穴位：志室、胃仓、京门、大横。

　　治疗方法：让患者取一定适当体位，用闪火法将火罐吸拔在穴位上，留罐10分钟。每日1次。

温水罐法

　　所选穴位：天枢、气海、腰阳关、足三里、三阴交及第11～12胸椎棘突间、第1～2腰椎棘突间、第17椎下。

　　治疗方法：让患者取侧卧位，先将玻璃火罐中倒入三分之一的温水，然后用投火法将玻璃罐吸拔在穴位上并留罐10～15分钟。每日1次，两日1次也可以。

● 注意事项

　　本病患者要限制饮水，多食含盐量低的食品，最好是优质蛋白食品。除此之外，患者还要注意休息，加强身体锻炼以提高免疫力。

拔罐选穴与治疗方法

精确取穴

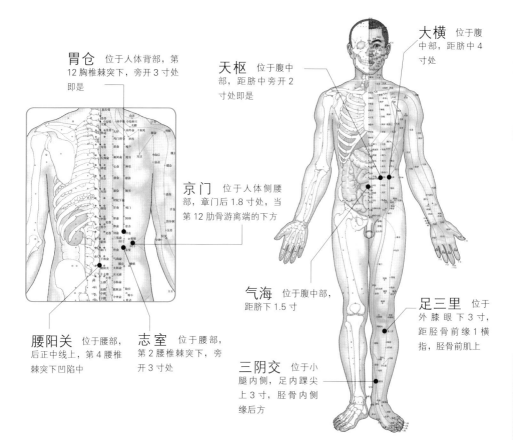

胃仓 位于人体背部，第12胸椎棘突下，旁开3寸处即是

天枢 位于腹中部，距脐中旁开2寸处即是

大横 位于腹中部，距脐中4寸处

京门 位于人体侧腰部，章门后1.8寸处，当第12肋骨游离端的下方

气海 位于腹中部，距脐下1.5寸

足三里 位于外膝眼下3寸，距胫骨前缘1横指，胫骨前肌上

腰阳关 位于腰部，后正中线上，第4腰椎棘突下凹陷中

志室 位于腰部，第2腰椎棘突下，旁开3寸处

三阴交 位于小腿内侧，足内踝尖上3寸，胫骨内侧缘后方

选穴及操作步骤

● 单纯火罐法	志室　胃仓　京门　大横

让患者取一定适当体位 ➡ 用闪火法将火罐吸拔在穴位上 ➡ 留罐10分钟

● 温水罐法	天枢　气海　腰阳关　足三里　三阴交

让患者取侧卧位 ➡ 将玻璃火罐中倒入三分之一的温水 ➡ 用投火法将玻璃罐吸拔在穴位上并留罐10～15分钟

37 前列腺炎

前列腺炎是指前列腺特异性和非特异性感染所致的急慢性炎症，从而引起的全身或局部症状。按照病程分，可分为急性前列腺炎和慢性前列腺炎。其中急性前列腺炎是由细菌感染而引起的急性前列腺炎症，慢性细菌性前列腺炎常由急性前列腺炎转变而来。

● 诊断

1. 血常规：血白细胞计数和中性粒细胞计数升高。

2. 尿常规：血行感染引起的急性前列腺炎尿常规可正常；尿路感染引起前列腺炎时，尿内有炎性改变。

3. 前列腺液检查：卵磷脂减少或消失，脓白细胞高倍视野 10 个以上。

4. 对前列腺炎的辅助诊断主要靠按摩前列腺采集到的前列腺液化验，如果发现其中的卵磷脂小体减少并伴有大量白细胞或脓细胞，即可确诊。

● 选穴及治疗方法

刺络罐法一

所选穴位：八髎（指人体双侧上髎、次髎、中髎、下髎之合称）、关元、阴陵泉、三阴交。

治疗方法：让患者先取俯卧位，对八髎穴位进行常规消毒，针刺穴位后，将火罐吸拔在八髎穴上，留罐 5 分钟。然后再取仰卧位，将其他穴位进行常规消毒，针刺后将火罐吸拔在穴位上，留罐 10 ~ 15 分钟。每日治疗 1 次，10 次为 1 个疗程。

刺络罐法二

所选穴位：八髎、关元、阴陵泉、三阴交。

治疗方法：让患者取一定体位，对穴位进行常规消毒后，用针刺穴位，然后将火罐吸拔在穴位上，留罐 15 ~ 20 分钟。起罐后再以艾条灸之。在治疗期间，热炒 250 克食盐用布包之，然后热敷于小腹上。每日或者两日 1 次，10 次为 1 个疗程。

拔罐选穴与治疗方法

精确取穴

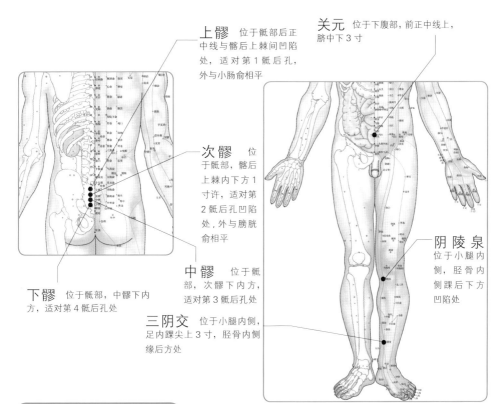

上髎 位于骶部后正中线与髂后上棘间凹陷处，适对第1骶后孔，外与小肠俞相平

关元 位于下腹部，前正中线上，脐中下3寸

次髎 位于骶部，髂后上棘内下方1寸许，适对第2骶后孔凹陷处，外与膀胱俞相平

中髎 位于骶部，次髎下内方，适对第3骶后孔处

下髎 位于骶部，中髎下内方，适对第4骶后孔处

三阴交 位于小腿内侧，足内踝尖上3寸，胫骨内侧缘后方处

阴陵泉 位于小腿内侧，胫骨内侧踝后下方凹陷处

选穴及操作步骤

● 刺络罐法一　　八髎　关元　阴陵泉　三阴交

让患者取俯卧位，对八髎穴位进行常规消毒	→	针刺穴位后，将火罐吸拔在八髎穴上，留罐5分钟	→	再取仰卧位，将其他穴位进行常规消毒	→	针刺后将火罐吸拔在穴位上，留罐10～15分钟

● 刺络罐法二　　八髎　关元　阴陵泉　三阴交

让患者取一定体位	→	对穴位进行常规消毒	→	用针刺穴位，将火罐吸拔在穴位上，留罐15～20分钟	→	起罐后以艾条灸之

（特)(别)(注)(意) 在治疗期间，热炒250克食盐用布包之，然后热敷于小腹上。

38 男性性功能障碍

男性性功能障碍是指男性无法进行正常的性行为或得不到满足的一类疾病。最多见的男性性功能障碍是阴茎勃起和射精异常。男性性功能是一个复杂的生理过程，涉及各方面，诸如神经、精神因素、内分泌功能、性器官等，其中大脑皮质的性条件反射起着尤为重要的主导作用。

● 诊断

1. 性欲障碍：包括性冷淡、性厌恶、性欲亢进等。

2. 阴茎勃起障碍：包括阳痿、阴茎勃起不坚、阴茎异常勃起等。

3. 性交障碍：包括性交昏厥、性交失语、性交癔病、性交猝死、性交恐惧症、鸡精症等。

4. 射精障碍：包括早泄、遗精、不射精、逆行射精、射精疼痛、血精等。

5. 上述四个方面可以单独出现，也可能多个同时出现，称为混合性性功能障碍。

● 选穴及治疗方法

单纯火罐法

所选穴位：气海、关元、中极。

治疗方法：患者取仰卧位，暴露腹部，采用闪火法将火罐吸拔在穴位上，留罐 15 ~ 20 分钟。每日 1 次，10 次为 1 个疗程。

出针罐法

所选穴位：心俞、肾俞、关元、三阴交。

治疗方法：患者先取俯卧位，常规消毒背部穴位皮肤后，用毫针行针刺穴中，得气后留针 15 分钟，起针后用闪火法将罐吸拔在针刺的穴位上，留罐 15 分钟。然后患者改为仰卧位，消毒穴位皮肤后，用毫针行针刺各穴，得气后留针 15 分钟。起针后拔罐，留罐 15 分钟。每日或隔日 1 次，10 次为 1 个疗程。

拔罐选穴与治疗方法

精确取穴

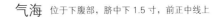

气海 位于下腹部，脐中下 1.5 寸，前正中线上

关元 位于人体的下腹部，前正中线上，从肚脐往下 3 寸处

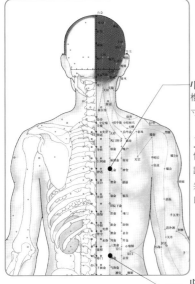

心俞 位于第 5 胸椎棘突下，旁开 1.5 寸处

中极 位于下腹部，前正中线上，当脐中下 4 寸处

三阴交 位于人体小腿内侧，足内踝上缘 3 指宽，踝尖正上方胫骨边缘凹陷处

肾俞 位于第 2 腰椎棘突下，命门旁开 1.5 寸处

选穴及操作步骤

● 单纯火罐法	气海　关元　中极
患者取仰卧位，暴露腹部 →	采用闪火法将火罐吸拔在穴位上，留罐 15 ～ 20 分钟

● 出针罐法	心俞　肾俞　关元　三阴交	
患者先取俯卧位，常规消毒背部穴位皮肤 →	用毫针行针刺穴中，得气后留针 15 分钟 →	起针后用闪火法将罐吸拔在针刺的穴位上，留罐 15 分钟
→ 患者改为仰卧位，消毒穴位皮肤后，用毫针行针刺各穴，得气后留针 15 分钟		→ 起针后拔罐，留罐 15 分钟

39 痔疮

痔疮，是肛门直肠底部及肛门黏膜的静脉丛发生曲张而形成的一个或多个柔软的静脉团的一种慢性疾病。多见于经常站立者和久坐者。痔疮包括内痔、外痔和混合痔。内痔是长在肛门管起始处的痔；如果膨胀的静脉位于肛管口，这种就叫外痔。无论内痔还是外痔，都可能发生血栓。在发生血栓时，痔中的血液凝结成块，从而引起疼痛。

● 诊断

1. 便时出血，血色鲜红，出血量一般不大，但有时也可有较大量出血。便后出血自行停止。粪便干硬、饮酒及进食刺激性食物等是出血的诱因。

2. 痔块脱出，痔发展到一定程度即能脱出肛门外，痔块由小变大，由可以自行回复变为须用手推回肛门内。

3. 疼痛，肛门沉重、疼痛，常与排便不尽感觉同时存在。痔块脱出嵌顿，出现水肿，感染时，局部疼痛剧烈。

4. 痛痒，肛门周围痛痒，甚至导致皮肤湿疹，常使患者极为难受。

● 选穴及治疗方法

刺络罐法一

所选穴位：大肠俞。

治疗方法：让患者取俯卧位，在对身体两侧的大肠俞穴位皮肤进行消毒后，用细三棱针快速刺入身体一侧的大肠俞中，一般刺入的深度为 0.05 ~ 0.10 寸。针刺入后要在身体内左右摇摆 5 ~ 6 次，以使身体同侧下肢有明显的酸胀放射感。就在此时，可立即出针，然后用闪火法将大玻璃罐吸拔在穴位上，留罐 20 分钟。起罐后，用干棉球擦净血污。每 3 日治疗 1 次，3 次为 1 个疗程。

刺络罐法二

所选穴位：长强。

治疗方法：让患者取俯卧位，在对穴位皮肤进行常规消毒后，用手将穴位皮肤捏紧，然后用三棱针快速刺入穴位并挑破，随后即以闪火法将罐吸拔在穴位上，留罐 10 ~ 15 分钟。每日 1 次，5 次为 1 个疗程。

拔罐选穴与治疗方法

精确取穴

大肠俞 位于人体腰
部,第4腰椎棘突下,旁
开 1.5 寸处

长强 位于人体尾骨端下,尾
骨端与肛门连线的中点处

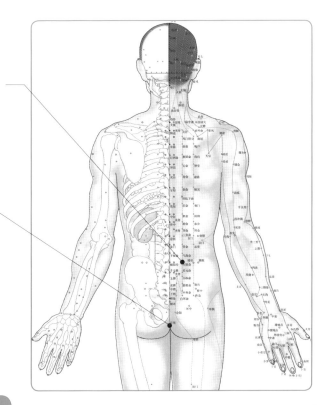

选穴及操作步骤

● 刺络罐法一　　大肠俞

让患者取俯卧位,对 ➡ 用细三棱针快速刺入身体 ➡ 针刺入后要在身体内
身体两侧的大肠俞穴 　　 一侧的大肠俞中(一般刺 　　 左右摇摆 5 ~ 6 次,
位皮肤进行消毒 　　　　 入的深度为 0.5 ~ 1 分) 　　 以使身体同侧下肢有
　　　　　　　　　　　　　　　　　　　　　　　　　　 明显的酸胀放射感

➡ 　　 出针后用闪火法将大玻璃罐吸 ➡ 　　 起罐后,用干棉球擦净血污
　　　 拔在穴位上,留罐 20 分钟

● 刺络罐法二　　长强

让患者取俯卧位,对穴 ➡ 用手将穴位皮肤捏 ➡ 以闪火法将罐吸拔在穴位
位皮肤进行常规消毒 　　 紧,用三棱针快速刺 　　 上,留罐 10 ~ 15 分钟
　　　　　　　　　　　　 入穴位并挑破

第十章 神经系统疾病

本章主要介绍癫痫、偏头痛、神经衰弱、神经性呕吐、坐骨神经痛五种在日常生活中发病率比较高、典型的神经系统疾病的拔罐疗法。每小节的结构是先对疾病做一简介，然后再阐述治疗该种疾病所应选取的穴位和具体的拔罐操作步骤。

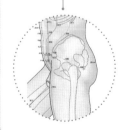

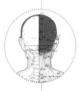

● **癫 痫**

癫痫是一种发作性神经异常疾病。

● **偏头痛**

偏头痛是反复发作的一种搏动性头痛。

● **神经衰弱**

神经衰弱是一种常见的疾病，多见于青年人和中年人。

● **神经性呕吐**

神经性呕吐为胃神经官能症的主要症状之一。

● **坐骨神经痛**

可以分为根性坐骨神经痛和干性坐骨神经痛两种。

本章看点

40 癫痫

癫痫，俗称羊癫风，是大脑神经元突发性异常放电，导致短暂的大脑功能障碍的一种慢性疾病。

癫痫分为原发性和继发性两种。原发性癫痫的病因，目前尚无法阐明；而继发性癫痫，则常是由脑膜炎、脑炎、脑血管痉挛、颅内疾病、低血糖、脑外伤和中毒等原因所引起。

● 诊断

1. 癫痫小发作

（1）症状：患者突然瞪目直视、呆立或呆坐，如果手中拿有东西就会掉落，面色苍白。无跌扑和抽搐。

（2）发作时间：数秒钟即恢复正常。

2. 癫痫大发作

（1）症状：突然发作，有时会大叫一声，随即意识丧失，全身抽搐，咬牙，皮肤发绀，口吐白沫或因舌、唇破而出现血沫，眼红，瞳孔扩大，大小便失禁。

（2）发作时间：这样持续数分钟后进入昏睡，经过半小时以上，神志才慢慢清醒。醒后感觉头痛，精神疲倦，浑身疼痛不适，对发病时情况记忆不清。

● 选穴及治疗方法

出针罐法

所选穴位：大椎。

治疗方法：让患者取俯伏位，在对穴位皮肤进行常规消毒后，先用2寸毫针以30°角由大椎穴刺入约1.5寸深，若患者有触电感传至四肢，当立即出针，随后用闪火法将罐吸拔在大椎穴上，留罐10分钟。每两日1次。

刺络罐法

所选穴位：百会、印堂。

治疗方法：让患者取仰卧位，在对穴位皮肤进行常规消毒后，先用三棱针点刺穴位以放血，然后再用抽气罐吸拔穴位，留罐10分钟，每日1次。

拔罐选穴与治疗方法

精确取穴

百会 位于头部，前发际正中直上 5 寸，或两耳尖连线中点处

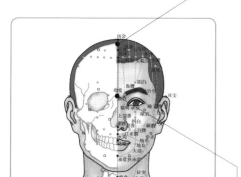

印堂
位于面额部，两眉头连线的中点处

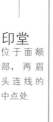

大椎 位于人体的颈部下端，第 7 颈椎棘突下凹陷处

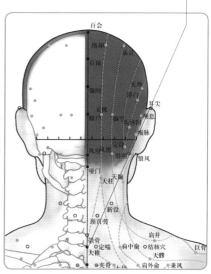

选穴及操作步骤

● 出针罐法	大椎

让患者取俯卧位并对穴位皮肤进行常规消毒	→	用 2 寸毫针呈 30°角由大椎穴刺入约 1.5 寸深，当触电感传至四肢，可立即出针	→	用闪火法将罐吸拔在大椎穴上，留罐 10 分钟

● 刺络罐法	百会	印堂

让患者取仰卧位对穴位皮肤进行常规消毒	→	用三棱针点刺穴位以放血	→	用抽气罐吸拔穴位，留罐 10 分钟

41 偏头痛

头痛是一种常见的自觉症状，病因较复杂。偏头痛是反复发作的一种搏动性头痛。发作前常有闪光、视物模糊、肢体麻木等先兆，同时可伴有神经、精神功能障碍。它是一种可逐步恶化的疾病，发病频率通常越来越高。本病与颅脑血管舒缩功能失调有关，常因体内的一些生化因素和激素变化而引起发作。

● 诊断

1. 普遍型偏头痛：发作性中度到重度搏动性头痛，伴恶心、呕吐或畏光。体力活动使头痛加剧。发作开始时仅为轻度到中度的钝痛或不适感，几分钟到几小时后达到严重的搏动性痛或跳痛。

2. 典型偏头痛：可分为先兆期和头痛期。

（1）先兆期：视觉症状最常见，如畏光，眼前闪光、火花，或复杂视幻觉，继而出现视野缺损、暗点、偏盲或短暂失明。少数病人可出现偏身麻木、轻度偏瘫或言语障碍。先兆大多持续5～20分钟。

（2）头痛期：疼痛多始于一侧眶上、眶后部或额颞区，逐渐加重而扩展至半侧头部，甚至整个头部及颈部。头痛为搏动性，呈跳痛或钻凿样，程度逐渐加重发展成持续性剧痛。常伴恶心、呕吐、畏光、畏声。

● 选穴及治疗方法

出针罐法

所选穴位：大椎、风门、肝俞、肺俞

治疗方法：患者取俯伏位，常规消毒穴位皮肤后，用毫针行针刺各穴，得气后留针15分钟，起针后用闪火法将罐吸拔在穴位上，留罐10～15分钟，隔日1次。若头痛顽固者，宜采用挑针罐法吸拔穴位，留罐10～15分钟，每次取2～3穴。

刺络罐法

所选穴位：风池、肝俞、太阳

治疗方法：患者取俯伏位，常规消毒穴位皮肤后，以三棱针点刺穴位至微出血，然后用闪火法将罐吸拔在穴位上，留罐5～10分钟。每日1次。

拔罐选穴与治疗方法

精确取穴

大椎 位于人体颈部后正中线上，第7颈椎棘突下凹陷处

太阳 位于耳廓前面，前额两侧，外眼角延长线的上方

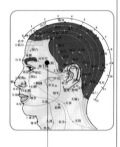

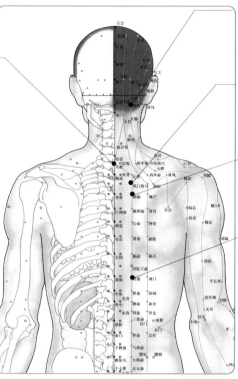

风池 位于人体的后颈部，后头骨下，两条大筋外缘陷窝处

风门 位于第2胸椎棘突下，旁开1.5寸处

肺俞 位于第3胸椎棘突下旁开1.5寸

肝俞 位于背部，第9胸椎棘突下，旁开1.5寸

选穴及操作步骤

● 出针罐法　　大椎　风门　肝俞　肺俞

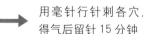

患者取俯伏位，常规消毒穴位皮肤	➡	用毫针行针刺各穴，得气后留针15分钟	➡	起针后用闪火法将罐吸拔在穴位上，留罐10～15分钟

● 刺络罐法　　风池　肝俞　太阳

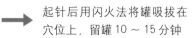

患者取俯伏位，常规消毒穴位皮肤		以三棱针点刺穴位至微出血		用闪火法将罐吸拔在穴位上，留罐5～10分钟

42 神经衰弱

神经衰弱属心理疾病的一种，是一类精神容易兴奋和脑力容易疲乏、常有情绪烦恼和心理生理症状的神经功能障碍。神经衰弱的病因不明，但是通常认为，这是由于高级神经过度紧张后，神经活动处于相对疲乏的一种状态。

● 诊断

1. 神经系统：如头痛，头晕，脑胀，耳鸣，眼花，记忆力减退，注意力分散不能集中，容易激动发脾气，工作或学习时提不起精神，睡眠不好或整夜睡不着，白天疲劳，腰背酸痛，脚软无力和全身各部分有含混不清的感觉等。

2. 循环系统：如心跳、气急、胸痛和出汗等。以这些症状为主的称为心血管神经官能症。

3. 消化系统：如胃口不好、胃部胀痛、呕吐、胸闷、腹泻和便秘等。以这些症状为主的称为胃肠神经官能症。

4. 生殖系统：如阳痿、早泄和遗精等。以这些症状为主的称为性神经官能症。

● 选穴及治疗方法

单纯火罐法

所选穴位：心俞、膈俞、肾俞和胸至骶段脊柱两侧膀胱经循行线。

治疗方法：让患者取俯卧体位，以充分暴露背部。医生先用拇指指腹在以上各穴反复用力按摩5次，然后再在膀胱经循行线上用闪火法各吸拔4罐，留罐30分钟。每3天治疗1次，连续6次为1个疗程。

刺络罐法

所选穴位：心俞、肾俞、脾俞、三阴交、足三里、内关。

治疗方法：让患者取坐位，对穴位皮肤进行常规消毒后，先用三棱针点刺各穴，然后再用闪火法将罐吸拔在点刺后的穴位上，留罐5分钟。吸拔的顺序是，先吸拔身体的一侧穴位，然后等第二天再吸拔身体的另一侧穴位。在以后的治疗过程中，两侧的穴位要交替吸拔。这种治疗每日1次，10日为一疗程。

拔罐选穴与治疗方法

精确取穴

足三里 位于外膝眼下3寸，距胫骨前缘1横指处，当胫骨前肌上

三阴交 位于小腿内侧，足内踝尖上3寸，胫骨内侧缘后方

脾俞 位于第11胸椎棘突下，旁开1.5寸处

内关 位于前臂正中，腕横纹上2寸，在桡侧屈腕肌腱同掌长肌腱之间

心俞 位于第5胸椎棘突下，旁开1.5寸处

膈俞 位于第7胸椎棘突下，旁开1.5寸处

肾俞 位于第2腰椎棘突下，旁开1.5寸处

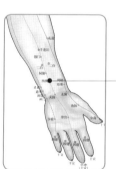

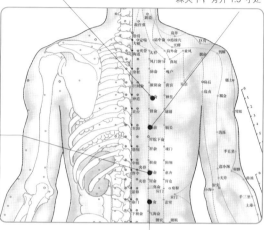

选穴及操作步骤

● 单纯火罐法　　心俞　膈俞　肾俞穴　胸至骶段脊柱两侧膀胱经循行线

让患者取俯卧体位以充分暴露背部 → 用拇指指腹在以上各穴反复用力按摩5次 → 在膀胱经循行线上用闪火法各吸拔4罐，留罐30分钟

● 刺络罐法　　心俞　肾俞　脾俞　三阴交　足三里　内关

让患者取坐位，然后对穴位皮肤进行常规消毒 → 用三棱针点刺各穴，然后再用闪火法将罐吸拔在点刺后的穴位上 → 留罐5分钟

43 神经性呕吐

神经性呕吐为胃神经官能症的主要症状之一，是由于高级神经功能紊乱所引起的胃肠功能失调，但无器质性病变。中医认为，神经性呕吐的发病与不良的精神刺激及饮食失调等有关。

诊断

症状表现为进食后呕吐，一段时间内反复发作；患者否认自己怕胖或控制体重的动机；有一定心理社会性因素，患者可能以呕吐作为暂缓内心冲突的一种方法；体重无明显减轻；已进行全面体检，无法找到和该症状相关的身体疾病。

选穴及治疗方法

刺络罐法

所选穴位：肝俞、脾俞、胃俞、足三里、心俞

治疗方法：患者取适宜体位，常规消毒穴位皮肤后，先以三棱针点刺各穴，然后用闪火法将罐吸拔在点刺的穴位上，留罐5分钟，每日1次。若患者失眠多梦、心悸、自汗等症状明显时，可采用此法加拔心俞穴和神道穴。

刺络走罐法

所选穴位：中脘、神阙

治疗方法：患者取仰卧位，常规消毒腹部皮肤，采用梅花针从膻中穴至肚脐进行叩刺，轻叩刺3～5遍，然后用闪火法将罐吸拔在膻中穴上，从上至下进行推拉走罐，以皮肤潮红为度；再将罐留在中脘、神阙穴（咨询医生后施治），留罐10分钟。每日或隔日1次。

注意事项

本病在治疗的同时，要注意精神上的调整，使心情舒畅，消除顾虑，注意休息，饮食宜清淡。

拔罐选穴与治疗方法

精确取穴

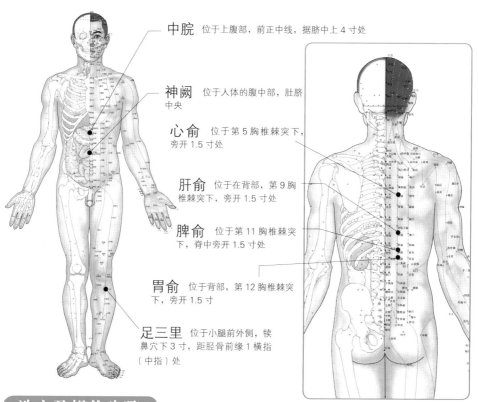

中脘 位于上腹部，前正中线，据脐中上 4 寸处

神阙 位于人体的腹中部，肚脐中央

心俞 位于第 5 胸椎棘突下，旁开 1.5 寸处

肝俞 位于在背部，第 9 胸椎棘突下，旁开 1.5 寸处

脾俞 位于第 11 胸椎棘突下，脊中旁开 1.5 寸处

胃俞 位于背部，第 12 胸椎棘突下，旁开 1.5 寸

足三里 位于小腿前外侧，犊鼻穴下 3 寸，距胫骨前缘 1 横指（中指）处

选穴及操作步骤

● 刺络罐法　　肝俞、脾俞、胃俞、足三里、心俞

患者取适宜体位，常规消毒穴位皮肤		以三棱针点刺各穴		用闪火法将罐吸拔在点刺的穴位上，留罐 5 分钟

● 刺络走罐法　　中脘、神阙

患者取仰卧位，常规消毒腹部皮肤		采用梅花针从膻中穴至肚脐进行叩刺，轻叩刺 3～5 遍	
用闪火法将罐吸拔在膻中穴上，从上至下进行推拉走罐		将罐留在中脘、神阙穴（咨询医生后施治），留罐 10 分钟	

44 坐骨神经痛

坐骨神经痛以疼痛放射至一侧或双侧臀部、大腿后侧为特征，是由于坐骨神经根受压所致。疼痛可以是锐痛，也可以是钝痛，有刺痛，也有灼痛，可以是间断的，也可以是持续的。通常只发生在身体一侧，可因咳嗽、喷嚏、弯腰、举重物而加重。根据病因，它可以分为根性坐骨神经痛和干性坐骨神经痛两种。前者多由如腰椎间盘突出、脊椎肿瘤等脊椎病等引起；后者则多由坐骨神经炎等引起，发病较急。

诊断

1. 体态：站立时，身体略向健康一侧倾斜，患病侧的下肢在髋、膝关节处微屈而足跟不着地。睡时，向健侧侧卧，病侧下肢髋、膝关节处呈微屈姿势。

2. 肌肉情况：患病一侧常有轻度的肌张力减弱，严重患者可有肌肉消瘦、肌肉弛软，并有压痛现象，以腓肠肌最为明显。

3. 疼痛：一般多由臀部或髋部开始，向下沿大腿后侧、腘窝、小腿外侧、向足背外侧扩散。疼痛常在咳嗽、用力、弯腰、震动时加剧。

4. 压痛点：腰部脊椎旁点（第4、第5腰椎棘突平面离中线外1.5～2.0厘米）、坐骨孔点（在坐骨孔上缘，相当于秩边穴）、转子点（约相当于环跳穴）、窝点（相当于委中穴）。小腿外侧和外踝之后亦有压痛。

选穴及治疗方法

留针罐法

所选穴位：气海俞、环跳、殷门、关元俞、秩边、居髎。

治疗方法：让患者取侧卧位，在对穴位皮肤进行消毒后，首先用毫针刺入穴位中，然后用火罐吸拔在穴位上，留针并留罐10分钟。

刺络罐法

所选穴位：气海、环跳、殷门、关元俞、秩边、居髎。

治疗方法：让患者取俯卧位，在对穴位进行常规消毒后，首先用三棱针在穴位上作点刺，然后用闪火法将罐具吸拔在穴位上，留罐10～15分钟。每次吸拔1组穴，每2日1次。

拔罐选穴与治疗方法

精确取穴

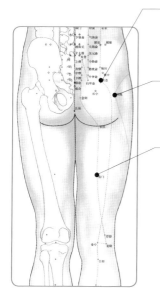

秩边 该穴位于人体的臀部，平第4骶后孔，骶正中嵴旁开3寸

环跳 股骨大转子最凸点与骶管裂孔连线的外1／3与中1／3的交点处

殷门 大腿后面，承扶与委中的连线上，承扶下6寸处

气海俞 位于腰部，第3腰椎棘突下，旁开1.5寸处

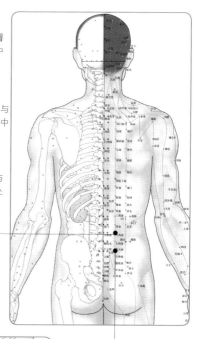

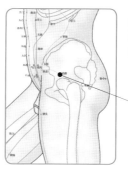

关元俞 位于身体骶部，第5腰椎棘突下，左右旁开2指宽处

居髎 位于人体的髋部，髂前上棘与股骨大转子最凸点连线的中点处

选穴及操作步骤

● 留针罐法	气海俞 环跳 殷门 关元俞 秩边 居髎	
让患者取侧卧位，对穴位皮肤进行消毒	用毫针刺入穴位中	用火罐吸拔在穴位上，留针并留罐10分钟
● 刺络罐法	气海 环跳 殷门 关元俞 秩边 居髎	
让患者取俯卧位并对穴位皮肤进行常规消毒	用三棱针在穴位上作点刺	用闪火法将罐具吸拔在穴位上，留罐10～15分钟

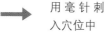

第十一章 内分泌系统疾病

本章主要介绍肥胖症、糖尿病两种在日常生活中发病率比较高、典型的内分泌系统疾病的拔罐疗法。每小节的结构是先对疾病做一简介，然后再阐述治疗该种疾病所应选取的穴位和具体的拔罐操作步骤。

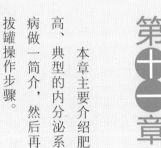

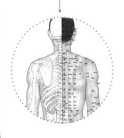

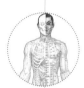

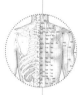

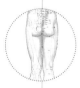

● **肥胖症**

脂肪百分比超过 30% 者称为肥胖。

● **糖尿病**

糖尿病，即尿中含糖的一种内分泌代谢异常病症。

本章看点

45 肥胖症

肥胖症是指人体脂肪沉积过多，超出标准体重的20%。人体的身高和体重之间有一定的比例，正常成人身高与体重的关系为：体重（千克）= 身高（厘米）–105(女性 –100)。如果脂肪增多，体重增加，超过标准体重20%以上，并且脂肪百分比超过30%者就被称为肥胖症。

● 诊断

1. 成年人标准体重：［身高厘米 –100］×90%= 标准体重（千克）。当体重超过标准体重的10%时，称为超重；超出标准体重的20%时，称为轻度肥胖；超出标准体重的30%时，称为中度肥胖；当超过50%的时候称为重度肥胖。

2. 儿童标准体重：（年龄 ×2）+8= 标准体重（千克）。当体重超过标准体重的10%时，称为超重；超出标准体重的20%时，称为轻度肥胖；超出标准体重的30%时，称为中度肥胖；当超过50%的时候称为重度肥胖。

● 选穴及治疗方法

留针罐法

所选穴位：天枢、中脘、神阙、关元、足三里。

治疗方法：让患者取仰卧位，对穴位皮肤进行常规消毒后，先用毫针点刺穴位，得气后再施以平补平泻手法，然后用闪火法将火罐吸拔在留针穴位上（咨询医生后施治），留罐20分钟。每2日治疗1次，10次为1个疗程。

出针罐法

所选穴位：①中脘、天枢、关元、足三里、阴陵泉；②巨阙、大横、气海、丰隆、三阴交。

治疗方法：让患者取仰卧位，在对穴位皮肤进行常规消毒后，以毫针点刺各穴，得气后再施以泻法，反复大幅度地旋转毫针以产生较强烈的针感，留针30分钟。起针后，除下肢穴位外，腹部穴位均用闪火法将罐吸拔在针刺后的穴位上，留罐15分钟。每日治疗1次，10次为1个疗程。每个疗程之间间隔3日。

拔罐选穴与治疗方法

精确取穴

巨阙 该穴位于人体上腹部，前正中线上，脐中上 6 寸处

阴陵泉 该穴位于小腿内侧，胫骨内侧踝后下方凹陷处

足三里 位于外膝眼下 3 寸，距胫骨前缘 1 横指，胫骨前肌上

中脘 位于人体上腹部，前正中线上，脐上 4 寸处

大横 该穴位于人体腹中部，距脐中 4 寸处

丰隆 位于小腿前外侧，外踝尖上 8 寸，即小腿外侧中点处，距胫骨前缘 2 横指

三阴交 位于小腿内侧，足内踝尖上 3 寸，胫骨内侧缘后方

神阙 该穴位于人体的腹中部，脐中央

气海 该穴位于人体下 1.5 寸腹部，脐下 1.5 寸处

天枢 该穴位于人体上腹部，脐中旁开 2 寸处

关元 该穴位于人体下腹部，前正中线上，脐中下 3 寸处

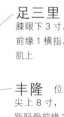

选穴及操作步骤

● **留针罐法**　　天枢　中脘　神阙　关元　足三里

让患者取仰卧位 ➡ 对穴位皮肤进行常规消毒 ➡ 用毫针点刺穴位 ➡ 得气后施以平补平泻手法

➡ 用闪火法将火罐吸拔在留针穴位上（咨询医生后施治），留罐 20 分钟

● **出针罐法**　　①中脘　天枢　关元　足三里　阴陵泉　②巨阙　大横　气海　丰隆　三阴交

让患者取仰卧位 ➡ 对穴位皮肤进行常规消毒 ➡ 以毫针点刺各穴，得气后再施以泻法，反复大幅度地旋转豪针以产生较强烈的针感，留针 30 分钟

➡ 起针后，除下肢穴位外，腹部穴位均用闪火法将罐吸拔在针刺后的穴位上，留罐 15 分钟

46 糖尿病

糖尿病是一种机体内胰岛素分泌相对或绝对不足，引起糖、脂肪及蛋白质代谢功能紊乱的内分泌代谢异常疾病。糖尿病发病严重的时候，会出现酮尿酸中毒昏迷，有可能危及生命。

● 诊断

1.此病的主要特征：多饮、多食、多尿。

2.皮肤容易反复感染，经常会生痈、疖。

3.小便检查：尿糖阳性，空腹血糖 ≥ 7.8 毫摩尔 / 升，餐后 2 小时血糖 ≥ 11.1 毫摩尔 / 升。

4.酮症酸中毒：如有厌食、恶心、呕吐、腹痛，或嗅到苹果味时，应考虑糖尿病酮症酸中毒的可能。注意患者表现，严重的患者可出现呼吸急促，昏迷，血压下降，手足发冷，反射迟钝或消失。尿糖呈阳性，尿酮呈阳性。

● 选穴及治疗方法

单纯火罐法 一

所选穴位：肺俞、脾俞、三焦俞、肾俞、足三里、三阴交、太溪。

治疗方法：让患者取俯伏位，采用闪火法将罐吸拔在穴位上，留罐 10 分钟。每日治疗 1 次。

单纯火罐法 二

所选穴位：肾俞、肺俞、胃俞、大肠俞、阳池。

治疗方法：让患者取俯卧位以暴露出背部。然后用闪火法将罐吸拔在穴位上，留罐 15 ~ 20 分钟。每次选一侧穴位，每日 1 次，10 次为 1 个疗程。

● 注意事项

本病患者在治疗期间要限制饮食，多食蔬菜、蛋白质及豆制品；在治疗时要注意不要让皮肤烫伤，以防感染。

拔罐选穴与治疗方法

精确取穴

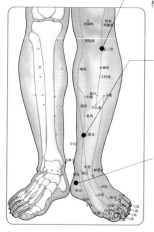

足三里 位于外膝眼下3寸，距胫骨前缘1横指，胫骨前肌上

三阴交 位于小腿内侧，足内踝尖上3寸，胫骨内侧缘后方

太溪 位于足内侧，内踝后方与脚跟骨肌腱之间的凹陷处

肺俞 位于第3胸椎棘突旁开1.5寸处

脾俞 位于背部，第11胸椎棘突下，旁开1.5寸处

胃俞 位于背部，第12胸椎棘突下，旁开1.5寸处

三焦俞 位于腰部，第1腰椎棘突下，旁开1.5寸处

肾俞 位于腰部，第2腰椎棘突下，旁开1.5寸处

大肠俞 位于腰部，第4腰椎棘突下，旁开1.5寸处

阳池 位于腕背横纹上，前对中指、无名指指缝。或在腕背横纹中，指伸肌腱的尺侧缘凹陷处

选穴及操作步骤

● **单纯火罐法一**	肺俞　脾俞　三焦俞　肾俞　足三里　三阴交　太溪	
让患者取俯伏位 →	采用闪火法将罐吸拔在穴位上 →	留罐10分钟
● **单纯火罐法二**	肾俞　肺俞　胃俞　大肠俞　阳池	
让患者取俯卧位以暴露出背部 →	用闪火法将罐吸拔在穴位上 →	留罐15～20分钟

第十二章 运动系统疾病

本章主要介绍颈椎病、急性腰扭伤、类风湿性关节炎等六种在日常生活中发病率比较高、典型的运动系统疾病的拔罐疗法。

每小节的结构是先对疾病作一简介，然后再阐述治疗该种疾病所应选取的穴位和具体的拔罐操作步骤。

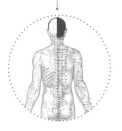

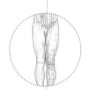

- 颈椎病

  颈椎病是一种以退行性病理改变为基础的疾病。

- 急性腰扭伤

  急性腰扭伤可使骨膜、筋膜和韧带等组织撕裂。

- 类风湿性关节炎

  类风湿性关节炎是一种慢性全身性炎症性疾病。

- 落枕

  落枕好发于青壮年，以冬、春季节多见。

- 网球肘

  网球肘，是指手肘外侧的肌腱发炎疼痛。

- 肩周炎

  肩周炎主要表现为肩关节疼痛和活动不便。

本章看点

47 颈椎病

颈椎病又称颈椎综合征，主要由于颈椎长期劳损、骨质增生，或椎间盘脱出、韧带增厚，致使颈椎脊髓、神经根或椎动脉受压，导致一系列功能障碍的临床综合征。

● 诊断

1. 颈椎病的主要症状是头、颈、肩、背、手臂酸痛，脖子僵硬，活动受限。颈肩酸痛可放射至头枕部和上肢，有的伴有头晕，重者伴有恶心呕吐。有的一侧面部发热，有时出汗异常。肩背部有沉重感，上肢无力，手指发麻，肢体皮肤感觉减退，手握物无力，有时不自觉地将握物落地。另一些病人下肢无力，行走不稳，双脚麻木，行走时如踏棉花的感觉。

2. 当颈椎病累及交感神经时，可出现头晕、头痛、视力模糊、双眼发胀、发干、双眼睁不开、耳鸣、耳堵、平衡失调、心动过速、心慌、胸部有紧束感，有的甚至出现胃肠胀气等症状。有少数人出现大、小便失控，性功能障碍，甚至四肢瘫痪。也有吞咽困难，发音困难等症状。

● 选穴及治疗方法

刺络罐法一

所选穴位：大椎。

治疗方法：让患者在椅子上倒坐以充分暴露背部，在对穴位皮肤进行常规消毒后，用梅花针重叩穴位，以轻微出血为度，然后再用闪火法将大号火罐吸拔在大椎穴上，留罐 10 ~ 15 分钟，以被拔罐部位充血发紫，并有少量瘀血和黏液（5 ~ 10 毫升）被拔出为度。这样的治疗两日 1 次，10 次为 1 个疗程。

刺络罐法二

所选穴位：大杼。

治疗方法：让患者取坐位，先用双手在大杼穴周围向中央部位挤压，以使血液聚集于针刺部位。在对穴位皮肤进行常规消毒后，先捏紧穴位皮肤，然后将三棱针迅速刺入穴位 0.1 ~ 0.2 寸深，出针后用闪火法将罐吸拔在点刺穴位上，以渗血为度，留罐 10 ~ 15 分钟。两日 1 次，10 次为 1 个疗程，每个疗程之间间隔 1 周时间。

拔罐选穴与治疗方法

精确取穴

大椎 位于人体背部，第 7 颈椎与第 1 胸椎棘突之间

大杼 位于人体背部，第 1 胸椎棘突下，旁开 1.5 寸处

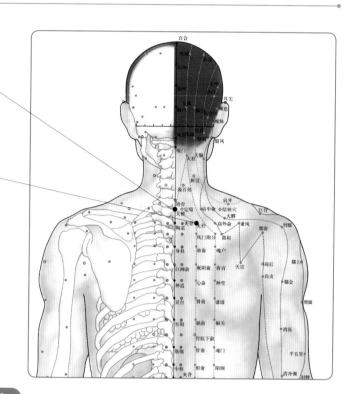

选穴及操作步骤

● 刺络罐法一   大椎

让患者在椅子上倒座以充分暴露背部，并对穴位皮肤进行常规消毒 ➡ 用梅花针重叩穴位，以轻微出血为度 ➡ 用闪火法将大号火罐吸拔在大椎穴位上，留罐 10 ～ 15 分钟，以被罐部位充血发紫，并有少量瘀血和黏液（5 ～ 10 毫升）被拔出为度

● 刺络罐法二   大杼

让患者取坐位 ➡ 用双手在大杼穴周围向中央部位挤压，以使血液聚集于针刺部位 ➡ 对穴位皮肤进行常规消毒 ➡

捏紧穴位皮肤，将三棱针迅速刺入穴位 0.1 ～ 0.2 寸深 ➡ 出针后用闪火法将罐吸拔在点刺穴位上，以渗血为度，留罐 10 ～ 15 分钟

48 急性腰扭伤

急性腰扭伤，俗称闪腰，为腰部软组织包括肌肉、韧带、筋膜、关节、突关节的急性扭伤，主要原因是肢体超限度负重，姿势不正确，动作不协调，突然失足，猛烈提物，活动时没有准备，活动范围过大等。急性腰扭伤多见于青壮年。

诊断

在患此病之前，患者往往曾搬抬重物，有的患者甚至能听到清脆的响声。轻者尚能工作，但休息或次日后疼痛加重，甚至不能起床；伤后重者疼痛剧烈，当即不能活动。检查时见患者腰部僵硬，腰前凸消失，可有脊柱侧弯及骶棘肌痉挛。在损伤部位可找到明显压痛点。

选穴及治疗方法

刺络罐法一

所选穴位：命门、肾俞、阿是穴。

治疗方法：让患者取俯卧位，取上述穴位和腰部疼痛点，在对穴位皮肤进行常规消毒后，先用三棱针对穴位进行点刺，随后即用闪火法将火罐吸拔在穴位上，留罐5～10分钟。每日1次或者两日1次。

刺络罐法二

所选穴位：腰阳关、委中、阿是穴。

治疗方法：让患者取俯卧位，在对上述穴位和疼痛点进行常规消毒后，先用三棱针在穴位上进行点刺，随后再用闪火法将罐具吸拔在穴位上，留罐15～20分钟。每日1次或者两日1次。

刺络罐法三

所选穴位：肾俞。

治疗方法：让患者取坐位，在对穴位皮肤进行消毒后，先用双手在穴位周边向中央挤压，以使血液集中在针刺的部位。然后捏紧穴位皮肤，将三棱针迅速刺入穴位0.1～0.2寸深，出针后用闪火法将大号火罐吸拔在点刺穴位上，留罐20～30分钟，以出血5～10毫升为度。起罐后，用棉球擦净皮肤。急性患者每日1次，3～5次即可痊愈。慢性患者2～3日1次。

拔罐选穴与治疗方法

精确取穴

命门 位于人体腰部，后正中线上，第2腰椎棘突下凹陷处

腰阳关 别名脊阳关，背阳关。位于人体腰部，当后正中线上，第4腰椎棘突下凹陷处

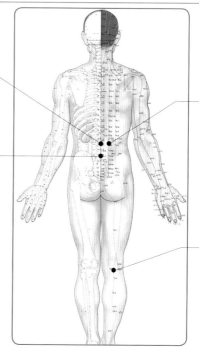

肾俞 位于人体腰部，当第2腰椎棘突下，旁开1.5寸处

委中 位于人体腿部，横纹中点，股二头肌腱与半腱肌肌腱的中间

选穴及操作步骤

● 刺络罐法一　　命门　肾俞　阿是穴

让患者取俯卧位 → 取上述穴位和腰部疼痛点 → 对穴位皮肤进行常规消毒后，先用三棱针对穴位进行点刺，随后即用闪火法将火罐吸拔在穴位上，留罐5～10分钟

● 刺络罐法二　　腰阳关　委中　阿是穴

让患者取俯卧位 → 对上述穴位和疼痛点进行常规消毒 → 用三棱针在穴位上进行点刺 → 用闪火法将罐具吸拔在穴位上，留罐15～20分钟

● 刺络罐法三　　肾俞

让患者取坐位，并对穴位皮肤进行消毒 → 用双手在穴位周边向中央挤压，以使血液集中在针刺的部位，将三棱针迅速刺入穴位0.1～0.2寸深 → 出针后用闪火法吸拔在点刺穴位上，留罐20～30分钟，以出血5～10毫升为度

49 类风湿性关节炎

类风湿性关节炎是一种以关节滑膜炎为特征的慢性全身性自身免疫性疾病。滑膜炎持久反复发作，可导致关节内软骨和骨质被破坏，造成关节功能障碍，甚至残废。血管炎病变累及全身各个器官，故本病又称为类风湿病。

● 诊断

1. 其突出的临床表现为：反复发作的、对称性的、多发性的小关节炎，以手部指掌、腕、脚趾等关节最常见。

2. 早期呈现红、肿、热、痛和功能障碍，晚期关节可出现不同程度的僵硬和畸形，并有骨和骨骼肌萎缩，是一种致残率较高的疾病。

● 选穴及治疗方法

单纯火罐法

所选穴位：①大椎、膈俞、脾俞、血海、气海。②外关。③环跳、昆仑。④身柱、腰阳关。

治疗方法：如果是上肢有病症，那么就取①②组穴位；如果是下肢有病症，那么就取①③组穴位；如果是脊柱有病症，那么就取①④组穴位。首先让患者取一定适当体位，然后对上述穴位均施以单纯火罐法，并留罐10分钟。每日1次。

煮药罐法

所选穴位：①大椎、膈俞、脾俞、血海、气海。②外关。③环跳、昆仑。④身柱、腰阳关。

治疗方法：如果是上肢有病症，那么就取①②组穴位；如果是下肢有病症，那么就取①③组穴位；如果是脊柱有病症，那么就取①④组穴位。首先上药煎水煮罐1~3分钟，然后取出竹罐并擦去水分，随后将罐吸拔在所选取的穴位上，留罐15~20分钟。每日治疗1次。

附药方：麻黄、祁艾、防风、川木瓜、川椒、竹茹、秦艽、透骨草、穿山甲、乳香、没药、土鳖虫、川乌、千年健、钻地风、羌活、苍术、防己、当归尾、刘寄奴、乌梅、甘草。上述草药各10克。

拔罐选穴与治疗方法

精确取穴

大椎 位于人体背部，第 7 颈椎与第 1 胸椎棘突之间

气海 位于下腹部，脐中下 1.5 寸，前正中线上

身柱 位于人体背部，后正中线上，第 3 胸椎棘突下凹陷处

外关 在手背腕横纹上 2 寸，尺桡骨之间，阳池与肘尖的连线上

膈俞 位于人体背部，第 7 胸椎棘突下，旁开 1.5 寸处

脾俞 位于人体背部，第 11 胸椎棘突下，旁开 1.5 寸处

血海 位于大腿内侧，髌底内侧端上 2 寸，当股四头肌内侧头的隆起处

腰阳关 又称脊阳关、背阳关。位于人体腰部，当后正中线上，第 4 腰椎棘突下凹陷中

环跳 在股外侧部，侧卧屈股，股骨大转子最凸点与骶骨裂孔的连线的外 1 / 3 与中 1 / 3 交点处

昆仑 在外踝后方，外踝尖与跟腱之间的凹陷处

选穴及操作步骤

● **单纯火罐法**	①大椎　膈俞　脾俞　血海　气海	②外关
	③环跳　昆仑	④身柱　腰阳关
让患者取一定适当体位	对上述穴位均施以单纯火罐法，并留罐 10 分钟	

● **煮药罐法**	①大椎　膈俞　脾俞　血海　气海	②外关
	③环跳　昆仑	④身柱　腰阳关
上药煎水煮罐 1 ~ 3 分钟	取出竹罐并擦去水分	将罐吸拔在所选取的穴位上，留罐 15 ~ 20 分钟

50 落枕

落枕也称"失枕"，是指急性颈部肌肉痉挛、强直、酸胀、疼痛，头颈转动障碍等，轻者可自行痊愈，重者能迁延数周。一般分为风寒阻络型和气滞血瘀型。

● 诊断

1. 风寒阻络的症状：晨起出现颈项、肩背部疼痛僵硬不适，转侧受限，尤以旋转后仰为甚，头歪向健侧，肌肉痉挛酸胀，可伴有恶寒，头晕，精神疲倦，口淡不渴。

2. 气滞血瘀症状：症状反复发作，颈项、肩背部疼痛僵硬不适部位固定，转动不利，肌肉痉挛酸胀，多在劳累、睡眠姿势不当后发作。

● 选穴及治疗方法

走罐法

所选穴位：患侧颈背。

治疗方法：让患者取坐位，首先在患侧部位涂上风湿油，然后再用闪火法将罐吸拔在疼痛处，随后进行推拉走罐，推拉程度以皮肤潮红为度，最后再将罐留在痛处10～15分钟。每日1次。

留针罐法

所选穴位：承山。

治疗方法：让患者取俯卧位，在对穴位皮肤进行常规消毒后，首先用2寸毫针直刺穴位。得气后，以针捻转提插穴位。然后再用闪火法将罐吸拔在穴位上，留针、罐15～20分钟。每日1次，1～2次即可治愈。

● 注意事项

本病患者在拔罐治疗后，应积极进行活动，平时要注意保暖避免着凉。除此之外，患者在睡眠时要养成良好睡姿习惯，枕头不要过高。

拔罐选穴与治疗方法

精确取穴

承山 位于人体小腿后面正中，伸直小腿和足跟上提时腓肠肌肌腱下出现的凹陷处

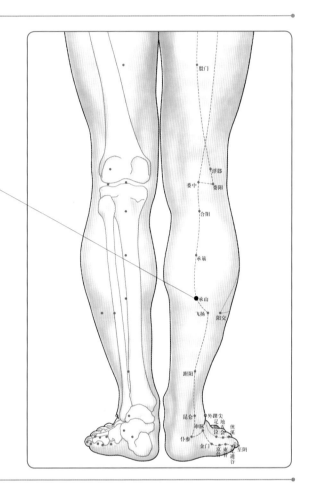

选穴及操作步骤

● 走罐法	患侧颈背		
让患者取坐位，在患侧部位涂上风湿油 →	用闪火法将罐吸拔在疼痛处 →	进行推拉走罐，推拉程度以皮肤潮红为度 →	将罐留在痛处 10～15分钟

● 留针罐法	承山		
让患者取俯卧位并对穴位皮肤进行常规消毒 →	用2寸毫针直刺穴位 →	得气后，以针捻转提插穴位 →	用闪火法将罐吸拔在穴位上，留针、罐15～20分钟

51 网球肘

网球肘，又称肱骨外上髁炎，是一种常见的慢性劳损性疾病。本病一般起病较慢，多数无明显外伤史，而是有长期使用肘部、腕部活动的劳损史。疼痛的产生是由于负责手腕及手指背向伸展的肌肉重复用力而引起的。患者会在用力抓握或提举物体时感到肘部外侧疼痛。网球肘是过劳性综合征的典型例子。

● 诊断

1. 本病多数发病缓慢，患者自觉肘关节外上方活动疼痛，疼痛有时可向上或向下放射，感觉酸胀不适，不愿活动。

2. 手不能用力抓握物体，握锹、提壶、拧毛巾、打毛衣等运动都可使疼痛加重。

3. 一般在肱骨外上髁处有局限性压痛点，有时压痛可向下放散，有时甚至在伸肌腱上也有轻度压痛及活动痛。

4. 局部无红肿，肘关节伸屈不受影响，但前臂旋转活动时可觉疼痛。严重者手指伸直、伸腕或执筷动作时即可引起疼痛。患肢在屈肘、前臂旋后位时伸肌群处于松弛状态，因而疼痛被缓解。

5. 有少数患者在阴雨天时自觉疼痛加重。

● 选穴及治疗方法

刺络罐法一

所选穴位：压痛点。

治疗方法：先找到压痛点，对压痛点进行常规消毒后，用三棱针刺入0.05 ~ 0.10寸处，出血后迅速出针，随后用闪火法将小号火罐吸拔在点刺部位，留罐10 ~ 15分钟，并吸拔出血2毫升。每3日治疗1次。

刺络罐法二

所选穴位：曲池、手三里、肘尖。

治疗方法：让患者采取仰卧位，并屈肘将手放在胸前以暴露患部，在对所选穴位进行常规消毒后，以毫针刺入穴位，用捻转手法进行中等刺激，并使针感向四周扩散。出针后，用皮肤针在患病部轻轻叩打，以微出血为度，随后用闪火法将罐吸拔在患部，留罐10 ~ 15分钟。每日治疗1次。

拔罐选穴与治疗方法

精确取穴

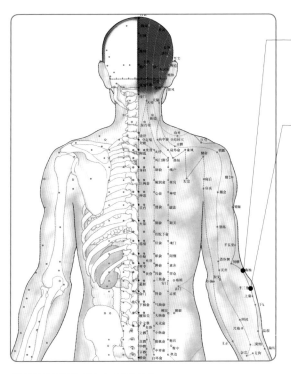

曲池 位于人体肘部，屈肘成直角，在肘横纹外侧端与肱骨外上髁连线中点。完全屈肘时，当肘横纹外侧端处

手三里 位于前臂，手肘弯曲处向前3指幅，在阳溪与曲池连线上，用手按有痛感之处

选穴及操作步骤

● 刺络罐法一　　压痛点

找到压痛点 ➡ 对压痛点进行常规消毒 ➡ 用三棱针刺入0.05～0.10寸处 ➡ 出血后迅速出针

➡ 用闪火法将小号火罐吸拔在点刺部位，留罐10～15分钟，并吸拔出血2毫升

● 刺络罐法二　　曲池　手三里　肘尖

让患者采取仰卧位 ➡ 屈肘将手放在胸前以暴露患部 ➡ 对所选穴位进行常规消毒 ➡ 以毫针刺入穴位

➡ 用捻转手法进行中等刺激，并使针刺感向四周扩散 ➡ 出针后，用皮肤针在患病部位轻轻叩打，以微出血为度 ➡ 用闪火法将罐吸拔在患部，留罐10～15分钟

52 肩周炎

肩周炎又称肩关节组织炎，这是肩周肌肉、肌腱、滑囊和关节囊等软组织的慢性炎症。中医认为肩周炎由肩部感受风寒所致，又因患病后胸肩关节僵硬，活动受限，好像冻结了一样，所以称"冻结肩""肩凝症"。本病如得不到有效的治疗，有可能影响肩关节的功能活动，妨碍日常生活。

● 诊断

1. 本病患者多为中、老年人，左侧多于右侧，亦可两侧先后发病。易发肩周炎的年龄与肩关节产生严重退变的年龄相一致。

2. 肩部疼痛是本病最明显的症状。开始时，肩部某一处出现疼痛，并与动作、姿势有明显关系。随病程延长，疼痛范围逐渐扩大，并牵扯到上臂中段，同时伴有肩关节活动受限。严重时患肢不能梳头、洗脸。

3. 体检，三角肌有轻度萎缩，斜方肌痉挛。冈上肌肌腱、肱二头肌长短头肌腱及三角肌前后缘均可有明显压痛。肩关节以外展、外旋、后伸受限最明显，少数人内收、内旋亦受限，但前屈受限较少。

● 选穴及治疗方法

单纯火罐法

所选穴位：患侧部位压痛点。

治疗方法：先在患者身上找出压痛点，然后让患者取坐位或侧卧位。医者先在痛处按揉一会儿，然后再用闪火法将罐吸拔在痛处及肩部周围，并留罐 10 ~ 15 分钟。每日 1 次，10 次为 1 个疗程。

刺络罐法

所选穴位：天宗。

治疗方法：让患者取坐位，在对穴位皮肤进行常规消毒后，先用双手在穴位周围向穴位中央部分推按，以使血液聚集在针刺部位。随后，用手捏紧穴位皮肤，用三棱针在穴位上刺入 0.1 ~ 0.2 寸的深度，随即将针拔出，最后再迅速用闪火法将大号火罐吸拔在穴位上，留罐 5 ~ 10 分钟，使之出血 10 毫升左右。起罐后，可用棉球擦干净皮肤以免感染。急性肩周炎患者每日治疗 1 次，3 ~ 5 次即可痊愈；慢性肩周炎患者 3 日 1 次，5 次为 1 个疗程。

拔罐选穴与治疗方法

精确取穴

天宗 位于人体背部，肩胛骨冈下窝中央凹陷处，约肩胛冈下缘与肩胛下角之间的上1／3折点处

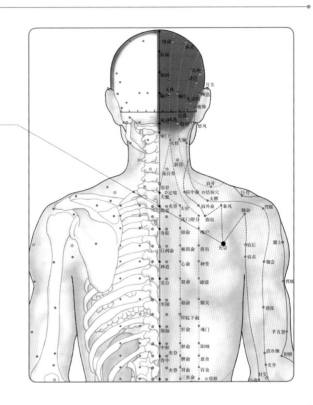

选穴及操作步骤

● 单纯火罐法	患侧部位压痛点		
在患者身上找出压痛点 →	让患者取坐位或侧卧位 →	在痛处按揉一会儿 →	用闪火法将罐吸拔在痛处及肩部周围，并留罐10～15分钟

● 刺络罐法	天宗		
让患者取坐位 →	对穴位皮肤进行常规消毒 →	用双手在穴位周围向穴位中央部分推按，以使血液聚集在针刺部位 →	
用手捏紧穴位皮肤 →	用三棱针在穴位上刺入0.1～0.2的深度，随即将针拔出 →	用闪火法将大号火罐吸拔在穴位上，留罐5～10分钟，出血10毫升左右 →	起罐后，用棉球擦干净皮肤以免感染

第十二章 儿科疾病

本章主要介绍百日咳、流行性腮腺炎、小儿腹泻等八种在日常生活中发病率比较高、典型的儿科疾病的拔罐疗法。每小节的结构是先对疾病做一简介，然后再阐述治疗该种疾病所应选取的穴位和具体的拔罐操作步骤。

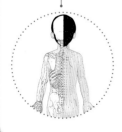

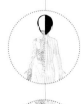

● **百日咳**

百日咳是一种儿童常见的传染病。

● **流行性腮腺炎**

流行性腮腺炎是儿童和青少年中常见的呼吸道传染病。

● **小儿腹泻**

多发病于2岁以下的小儿，以腹泻为主要症状。

● **小儿肺炎**

为婴幼儿时期的主要常见病之一，一年四季均可发生。

● **小儿疳积**

小儿疳积多发于1~5岁儿童中间。

● **小儿高热**

小儿高热是指患儿体温超过39℃。

● **小儿消化不良**

小儿消化不良是一种常见的消化道疾病。

● **小儿遗尿**

遗尿指的是在睡眠中不知不觉中小便。

本章看点

53 百日咳

百日咳，俗称"鸡咳、鸬鹚咳"，是一种儿童常见的传染病，多为咯血性百日咳杆菌引起的急性呼吸道传染病，经由飞沫传染。病程可长达 2 ~ 3 个月，因此起名为百日咳。此病多发生于冬、春两季。

● 诊断

此症状可分为三期：

1. 炎症期：初起现象为微热、咳嗽、流涕等，类似感冒，为期大约 7 天左右。

2. 痉咳期：咳嗽逐渐加重，且呈阵发性咳嗽，尤以夜间为多。发作时以短咳形式连续咳十余声至数十声，形成不断的呼气。咳毕有特殊的鸡鸣样回声。易引起呕吐。病程常延长到2 ~ 3个月。

3. 减退期：阵咳逐渐减轻，次数减少，趋向痊愈。为期 2 ~ 3 周。

● 选穴及治疗方法

出针罐法一

所选穴位：大椎、身柱、肺俞。

治疗方法：让患儿取俯卧位，对穴位皮肤进行消毒后，用1寸毫针点刺上述穴位，得气后出针，随后采用闪火法将罐吸拔在被刺后的穴位上，留罐5分钟。每日或者每两日治疗 1 次。

出针罐法二

所选穴位：双侧肺俞穴、风门。

治疗方法：让患儿取俯卧位以暴露背部，在对穴位皮肤进行常规消毒后，用毫针刺穴位，并捻转毫针轻轻刺激穴位，出针后用闪火法将罐吸拔在穴位上，留罐5分钟。每日治疗 1 次，2 ~ 5 次后一般可以治愈。

● 注意事项

因为本病具有传染性，所以患病的小孩子应该隔离 4 ~ 7 周。患病期间不能从精神上刺激患儿，应加强患儿营养，并要尽量带患儿去户外活动。

拔罐选穴与治疗方法

精确取穴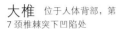

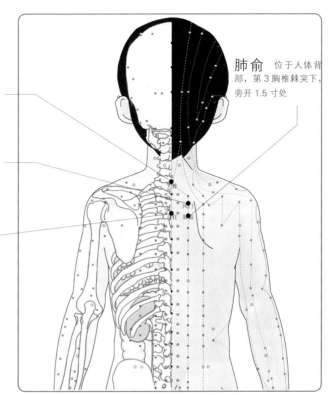

大椎　位于人体背部，第7颈椎棘突下凹陷处

风门　位于人体背部，第2胸椎棘突下，旁开1.5寸处

身柱　位于人体背部，第3胸椎棘突下凹陷处

肺俞　位于人体背部，第3胸椎棘突下，旁开1.5寸处

选穴及操作步骤

● **出针罐法一**	大椎　身柱　肺俞

让患儿取俯卧位，对穴位皮肤进行消毒　➡　用1寸毫针点刺上述穴位　➡　得气后出针　➡　采用闪火法将罐吸拔在被刺后的穴位上，留罐5分钟

● **出针罐法二**	双侧肺俞　风门

让患儿取俯卧位以暴露背部，对穴位进行常规消毒　➡　用毫针刺穴位，并捻转毫针轻轻刺激穴位　➡　出针后用闪火法将罐吸拔在穴位上，留罐5分钟

54 流行性腮腺炎

流行性腮腺炎简称流腮，它是由腮腺炎病毒侵犯腮腺引起的急性呼吸道传染病，并可侵犯各种腺组织或神经系统及肝、肾、心脏、关节等器官，病人是传染源，飞沫的吸入是主要传播途径，接触病人后 2 ~ 3 周发病。

● 诊断

1. 潜伏期：患儿大概有 8 ~ 30 天的潜伏期。起病大多较急，有发热、畏寒、头痛、咽痛、食欲不佳、恶心、呕吐、全身疼痛等症状。发病数小时后，腮腺便肿痛，并逐渐明显，体温可达 39℃以上。

2. 此病最大的特征是腮腺肿胀：一般以耳垂为中心，向前、后、下发展，状如梨形，边缘不清；局部皮肤紧张，发亮但不发红，触之坚韧有弹性，有轻触痛；言语、咀嚼时刺激唾液分泌，导致疼痛加剧；症状严重者，腮腺周围组织高度水肿，使容貌变形，并可出现吞咽困难。腮腺肿胀大多于 1 ~ 3 天到达高峰，持续 4 ~ 5 天逐渐消退而恢复正常，全程 10 ~ 14 天。

● 选穴及治疗方法

单纯火罐法

所选穴位：患病部位。

治疗方法：先在患病部位上涂抹凡士林，然后视患病部位大小选取大小适宜的火罐，然后用闪火法将火罐吸拔在患病部位上，留罐 5 ~ 10 分钟。每日 1 次。

刺络罐法

所选穴位：大椎、肺俞、肝俞、身柱、心俞、脾俞。

治疗方法：让患儿取适当体位，在对穴位皮肤进行常规消毒后，用三棱针点刺穴位，随后用闪火法将罐吸拔在点刺的穴位上，留罐 5 ~ 10 分钟。每日或者两日治疗 1 次。

拔罐选穴与治疗方法

精确取穴

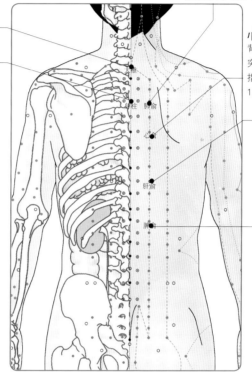

肺俞 位于人体背部，第3胸椎棘突下，旁开1.5寸处

大椎 位于人体背部，第7颈椎棘突下凹陷处

身柱 位于人体背部，第3胸椎棘突下凹陷处

心俞 位于人体背部，第5胸椎棘突下，左右旁开二指宽处，或左右约1.5寸处

肝俞 位于人体背部，第9胸椎棘突下，旁开1.5寸处

脾俞 位于人体背部，第11胸椎棘突下，旁开1.5寸处

选穴及操作步骤

● **单纯火罐法**	患病部位	
在患病部位上涂抹凡士林 ➡	视患病部位大小选取大小适宜的火罐 ➡	用闪火法将火罐吸拔在患病部位上，留罐5～10分钟
● **刺络罐法**	大椎　肺俞　肝俞　身柱　心俞　脾俞	
让患儿取适当体位 ➡	对穴位皮肤进行常规消毒 ➡	用三棱针点刺穴位 ➡ 用闪火法将罐吸拔在点刺的穴位上，留罐5～10分钟

55 小儿腹泻

小儿腹泻病是由外感邪气或者内伤于乳食而造成的一种胃肠道疾病，是婴幼儿最常见的疾病，对健康影响很大。多发病于2岁以下的小儿，以腹泻为主要症状。一般说来，由饮食不当、气候影响而致泻的，病情较轻，病程较短；由胃肠道感染引起的腹泻病情较重，历时较长；由肠道外感染，比如上呼吸道感染、中耳炎、泌尿道感染等引起的腹泻，在这些疾病治愈之后，腹泻是容易好的。

● 诊断

1. 轻症：腹泻物呈稀糊状、蛋花汤样或水样，可有少许黏冻，但无脓血，每日数次到十多次。患儿大便前可能啼哭，似有腹痛状，亦可有轻度恶心、呕吐。不发热或低热，一般情况好。

2. 重症：患儿一天可以腹泻十多次，甚至20次以上。伴有呕吐、高热、体倦、嗜睡等现象，间有烦躁，并可见到下列症状的一部分。

（1）脱水：眼眶与前囟凹陷，皮肤弹性减弱或消失，黏膜干燥，少尿或无尿。

（2）循环衰竭：吐泻严重时，大量失水使血液浓缩，循环血量减少而引起循环衰竭。面色苍白，肢冷，脉微数，心音弱，血压下降。

（3）酸中毒：呕吐次数很多，呼吸深而快，烦躁不安，嘴唇呈樱桃红色。

（4）低血钙症：常见于佝偻病与营养不良的腹泻病儿，易发生在酸中毒纠正后。多有烦躁不安，手足搐搦等症状（即表现为两手手指伸直，略向手心弯曲，拇指贴近掌心，两足趾强直并略向脚心弯曲），严重时可见惊厥。

（5）低血钾症：多发生于脱水初步纠正、尿量增多之后，体倦，腹胀，心音低钝，膝反射消失。

● 选穴及治疗方法

出针罐法

所选穴位：神阙、双侧天枢、长强。

治疗方法：在对穴位进行常规消毒后，用1寸毫针在双侧天枢穴各刺1针（深约1厘米）。随后再在长强穴和脐部各斜刺入1针（深约2厘米），并在上述穴位上均捻转2分钟。出针后，在神阙穴上拔罐（咨询医生，根据病情操作），以使局部充血。每日1次。

拔罐选穴与治疗方法

精确取穴

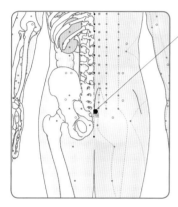

长强 位于人体的尾骨端下，尾骨端与肛门连线的中点处

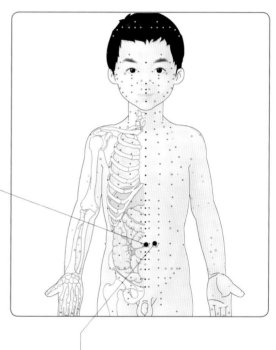

神阙 位于人体的腹中部，脐中央

天枢 位于人体中腹部，脐中旁开2寸处

选穴及操作步骤

●出针罐法　　神阙　双侧天枢　长强

对穴位进行常规消毒 → 用1寸毫针在双侧天枢穴各刺1针（深约1厘米） → 在长强穴和脐部各斜刺入1针（深约2厘米）

→ 在上述穴位上均捻转2分钟 → 出针后，在神阙穴上拔罐（咨询医生，根据病情操作），以使局部充血

56 小儿肺炎

支气管肺炎大多是由于感染肺炎杆菌、肺炎双球菌、流感杆菌、葡萄球菌、链球菌等，也有少数是感染病毒所致。支气管肺炎为婴幼儿时期的主要常见病之一，一年四季均可发生，以冬、春两季或气候骤变时为主，严重影响婴幼儿的健康，甚至危及生命。它还可以继发于麻诊、百日咳等传染病。

● 诊断

一般常见轻型支气管肺炎症状：

1.发热：大多数较高。

2.咳嗽：开始为频繁的刺激性干咳，随之咽喉部出现痰鸣音，咳嗽时可伴有呕吐、呛奶。

3.呼吸加快，鼻扇，部分患儿口周、指甲轻度发绀。除呼吸道症状外，患儿可伴有精神萎靡、烦躁不安、食欲不振、哆嗦、腹泻等全身症状。

● 选穴及治疗方法

单纯火罐法

所选穴位：大椎、风门、肺俞。

治疗方法：让患儿取俯卧位，在穴位皮肤周围涂上些许油膏后，用闪火法将罐扣在穴位上，并留罐10分钟左右。每日或者两日1次，10次为1个疗程。

刺络罐法

所选穴位：大椎、风门、肺俞、曲池、尺泽。

治疗方法：让患儿取俯卧位，在对穴位皮肤进行常规消毒后，先用三棱针点刺穴位，然后以闪火法将罐吸拔在所选的穴位上，留罐3～5分钟。每日1次，10次为1个疗程。

拔罐选穴与治疗方法

精确取穴

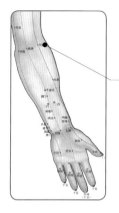

尺泽 位于肘内侧横纹上偏外侧一个拇指宽的凹陷处

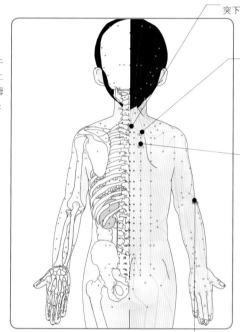

大椎 位于人体背部，第7颈椎棘突下凹陷处

风门 位于人体背部，(第2胸椎与第3胸椎间)，旁开1.5寸凹陷处

肺俞 位于人体背部，第3胸椎棘突下，旁开1.5寸处

曲池 屈肘成直角，在肘横纹外侧端与肱骨外上髁连线中点。完全屈肘时，当肘横纹外侧端处

选穴及操作步骤

● 单纯火罐法	大椎　风门　肺俞	
让患儿取俯卧位 →	在穴位皮肤周围涂上些许油膏 →	用闪火法将罐扣在穴位上，并留罐10分钟左右

● 刺络罐法	大椎　风门　肺俞　曲池　尺泽		
让患儿取俯卧位 →	对穴位皮肤进行常规消毒 →	用三棱针点刺穴位 →	以闪火法将罐吸拔在所选的穴位上，留罐3～5分钟

57 小儿疳积

小儿疳积是一种常见病症，是指由于喂养不当，或由多种疾病的影响，使脾胃受损而导致身体虚弱、消瘦面黄、发枯等慢性病症，即平常所说的营养不良，尤其多发于 1 ～ 5 岁儿童中间。

● 诊断

1. 恶心呕吐、不思饮食、腹胀腹泻。

2. 烦躁不安、哭闹不止、睡眠不实、喜欢俯卧、手心足心热、口渴喜饮、两颧发红。

3. 小便混浊、大便时干时溏。

4. 面黄肌瘦、头发稀少、头大脖子细、肚子大、精神不振。

● 选穴及治疗方法

综合罐法

所选穴位：上脘、四缝、鱼际，以及背部膀胱经循行线。

治疗方法：先将罐吸拔在上脘穴上，施以单纯火罐法，留罐 5 ～ 10 分钟。随后用三棱针点刺四缝和鱼际两穴使其轻微出血，然后再用梅花针用力刺患儿脊柱两侧的膀胱经循行线。除此以外，也可以在患儿背部脊柱两侧采用走罐法，以皮肤潮红为标准。每日 1 次。

● 注意事项

患此病的小儿平时要注意饮食平衡，不可挑食，吃饭不要太饱。另外，还要讲究饮食卫生，防止各种肠道传染病和寄生虫。

拔罐选穴与治疗方法

精确取穴

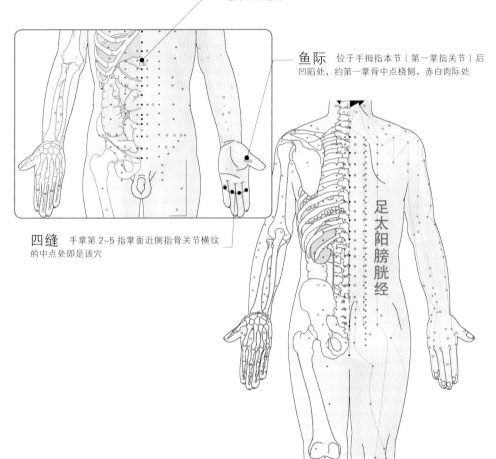

上脘　位于人体的上腹部，前正中线上，脐中上 5 寸处

鱼际　位于手拇指本节（第一掌指关节）后凹陷处，约第一掌骨中点桡侧，赤白肉际处

四缝　手掌第 2~5 指掌面近侧指骨关节横纹的中点处即是该穴

足太阳膀胱经

选穴及操作步骤

● 综合罐法	上脘　四缝　鱼际　背部膀胱经循行线	
将罐吸拔在上脘穴上，施以单纯火罐法留罐 5～10 分钟	用三棱针点刺四缝、鱼际至轻微出血	用梅花针重刺背部脊柱两侧的膀胱经循行线或者在膀胱经循行线上施以走罐法（以皮肤潮红为标准）

58 小儿高热

小儿高热，是指患儿体温超过 39℃。发热是多种疾病的常见症状。小儿正常体温一般以肛温 36.5 ~ 37.5℃，腋温 36 ~ 37℃为正常体温。若腋温超过 37.4℃，且一天里体温波动超过 1℃以上，可认为发热。低热，指腋温为 37.5 ~ 38℃；中度热为 38.1 ~ 39℃；高热为 39.1 ~ 40℃；超高热则为 41℃以上。发热时间超过两周为长期发热。

● 诊断

1.病史：注意起病缓急、发热日期、时间。有何伴随症状，有无受凉或传染病接触史、不洁饮食史、禽畜接触史，是否曾行预防接种，有无气温过高或多汗、饮水不足的情况。

2.体检：注意有无前囟隆起、搏动有力、皮肤黄染、皮疹或出血点、浅表淋巴结肿大、肝脾肿大、颈项强直及神经系统异常体征，详查心肺及腹部情况，长期发热者还应注意体重、精神状况与出汗情况。

3.检验：血常规，血沉，必要时送血培养、血涂片找异常血细胞或疟原

虫。尿、便常规及培养病原菌、咽分泌物培养。疑有脑膜炎者，腰椎穿刺取脑脊液检查。必要时取血、尿、便或局部分泌物作病毒分离。

4.胸部 X 线检查：必要时作超声波检查。

● 选穴及治疗方法

刺络罐法

所选穴位：大椎、曲池。

治疗方法：让患儿取适当体位，在对穴位皮肤进行常规消毒后，用三棱针点刺穴位并使之出血，然后以闪火法将罐吸拔在穴位上，留罐 5 分钟。

● 注意事项

患儿在患病期间应多喝水，保持大便通畅，与此同时，还要积极治疗引起发热的疾病。

拔罐选穴与治疗方法

精确取穴

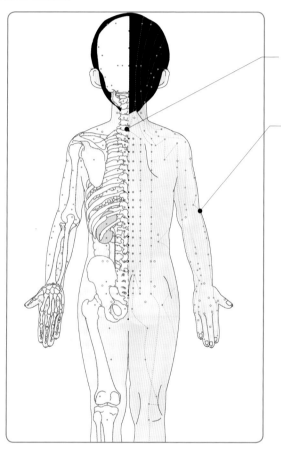

大椎 位于人体背部，第 7 颈椎棘突下凹陷处

曲池 屈肘成直角，在肘横纹外侧端与肱骨外上髁连线中点。完全屈肘时，肘横纹外侧端处

选穴及操作步骤

● 刺络罐法	大椎　曲池

让患儿取适当体位	→	对穴位皮肤进行常规消毒	→	用三棱针点刺穴位并使之出血	→	用闪火法将罐吸拔在穴位上，留罐 5 分钟

59 小儿消化不良

小儿消化不良，又称婴幼儿腹泻，是一种常见的消化道疾病，主要发生在两岁以下的婴幼儿身上。现代医学一般认为，此病与饮食及小儿自身免疫系统有关。除此之外，小儿不良的生活习惯和气候突变也有可能导致本病发生。

● 诊断

一天腹泻在 10 次以下，大便黄色或带绿色，水分不多，腹部胀气，偶有呕吐，有时发热，但不太高，病儿食欲不振但精神尚好。

● 选穴及治疗方法

单纯火罐法

所选穴位：水分、天枢、气海、关元、大肠俞、气海俞、关元俞。

治疗方法：让患儿取仰卧位，以闪火法将罐吸拔在腹部穴位上，留罐 2 ~ 5 分钟，然后再改为俯卧位，以闪火法将罐吸拔在背部诸穴上，留罐 2 ~ 5 分钟，每日 1 次。

温水罐法

所选穴位：神阙。

治疗方法：让患儿取侧卧位，在火罐中加入三分之一的混入姜汁或蒜汁的温水，然后用闪火法将罐吸拔在神阙穴上（咨询医生后施治），留罐 5 分钟。每日治疗 1 次。

● 注意事项

患儿在治疗期间应调整饮食以减少肠胃负担，多喝水以防脱水。

拔罐选穴与治疗方法

精确取穴

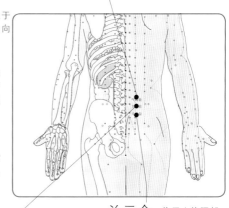

水分 位于人体上腹部，前正中线上，当脐中上 1 寸处

神阙 位于人体的腹中部，脐中央

气海俞 位于人体背部，第 3 腰椎棘突旁开 1.5 寸处

天枢 天枢穴位于人体中腹部，肚脐向左右三指宽处

气海 位于人体的下腹部，前正中线上，脐中下 1.5 寸处

关元 位于人体下腹部，前正中线上，脐中下 3 寸处

关元俞 位于人体腰部，第 5 腰椎棘突下，旁开 1.5 寸处

大肠俞 位于人体腰部，第 4 腰椎棘突下，旁开 1.5 寸处

选穴及操作步骤

● 单纯火罐法	水分　天枢　气海　关元　大肠俞　气海俞　关元俞		
让患儿取仰卧位 ➡	以闪火法将罐吸拔在腹部穴位上，留罐 2～5 分钟 ➡	改为俯卧位 ➡	以闪火法将罐吸拔在背部诸穴上，留罐 2～5 分钟
● 温水罐法	神阙		
让患儿取侧卧位 ➡	在火罐中加入 1/3 的混入姜汁或蒜汁的温水 ➡		用闪火法将罐吸拔在神阙穴上（咨询医生后施治），留罐 5 分钟

60 小儿遗尿

遗尿又称"尿床"，是指5岁以上的小儿睡眠中小便自遗、醒后才知道的一种病症。轻则数夜一次，重则每晚遗尿数次，而且不容易叫醒，即使叫醒过来，也是迷迷糊糊。一般以5～15岁儿童较多见，但也有少数人一直到成年还继续遗尿。5岁以下儿童有遗尿，不属病态。一般分为先天不足、肺脾亏虚和下部湿热两种类型。

● 诊断

1. 先天不足、肺脾亏虚的症状。

面色淡白，精神差，反应迟钝，白天小便也多，疲劳后尿床加重，重者四肢寒冷，腰腿无力，大便质稀，舌淡。

2. 下部湿热的症状。

尿频量少，色黄味臭，外阴瘙痒，烦躁易怒，面唇红赤，口干舌红，舌苔黄。

● 选穴及治疗方法

单纯火罐法

所选穴位：神阙。

治疗方法：让患儿取仰卧位，然后用闪火法将罐吸拔在神阙穴位上（咨询医生后操作），留罐3～5分钟。每日或者两日治疗1次。

出针罐法

所选穴位：①肾俞、膀胱俞、气海。②命门、腰阳关、关元。

治疗方法：每次治疗时只选取1组穴位，在对穴位皮肤进行常规消毒后，用毫针刺入穴位，并捻转之，留针10分钟。出针后，用闪火法将罐吸拔在针刺部位上，留罐5～10分钟。每日或两日治疗1次。

艾灸拔罐法

所选穴位：①肾俞、膀胱俞、气海。②命门、腰阳关、关元。

治疗方法：如患儿病症较重，如面色萎黄、精神不振、尿频且色清、腰膝酸软等，宜用本法治疗。每次治疗前，只选取1组穴，先施灸，然后将罐吸拔在穴位上，留罐15分钟。每日或者两日治疗1次，待有明显疗效后，再改为三日治疗1次。

● 注意事项

在治疗期间，家长要有意培养孩子按时起床排尿和睡前少饮水，并排空小便的习惯。

拔罐选穴与治疗方法

精确取穴

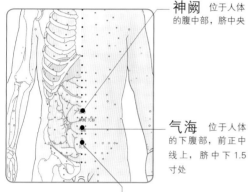

神阙 位于人体的腹中部，脐中央

气海 位于人体的下腹部，前正中线上，脐中下 1.5 寸处

关元 位于人体下腹部，前正中线上，脐中下 3 寸处

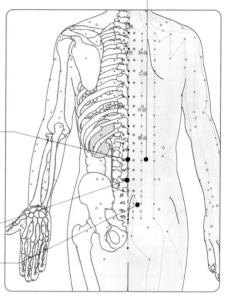

肾俞 位于人体腰部，第 2 腰椎棘突下旁开 1.5 寸处

命门 位于人体腰部，后正中线上，第 2 腰椎棘突下凹陷处

腰阳关 位于人体腰部，后正中线上，第 4 腰椎棘突下凹陷处。

膀胱俞 位于人体骶部，第 2 腰椎左右 2 指宽处，与第 2 骶后孔齐平

选穴及操作步骤

● 单纯火罐法　　神阙

让患儿取仰卧位	➡	用闪火法将罐吸拔在神阙穴位上（咨询医生后操作），留罐 3 ~ 5 分钟

● 出针罐法　　①肾俞　膀胱俞　气海。②命门　腰阳关　关元

每次治疗时，只选取 1 组穴位	➡	对穴位皮肤进行常规消毒	➡	用毫针刺入穴位，并捻转之，留针 10 分钟	➡	出针后，用闪火法将罐吸拔在针刺部位上，留罐 5 ~ 10 分钟

● 艾灸罐法　　①肾俞　膀胱俞　气海。②命门　腰阳关　关元

每次治疗前，只选取 1 组穴	➡	将罐吸拔在穴位上，留罐 15 分钟

第十四章　妇科疾病

本章主要介绍闭经、产后缺乳、带下病等九种在日常生活中发病率比较高、典型的妇科疾病的拔罐疗法。每小节的结构是先对疾病做一简介，然后再阐述治疗该种疾病所应选取的穴位和具体的拔罐操作步骤。

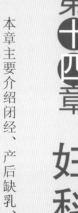

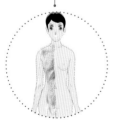

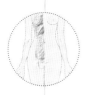

● **闭经**

闭经是指月经停止至少 6 个月以上。

● **产后缺乳**

产后乳汁少或完全无乳，称为缺乳。

● **带下病**

白带是指妇女阴道内白色或淡黄色分泌物。

● **更年期综合征**

更年期综合征是由雌激素水平下降而引起的一系列症状。

● **急性乳腺炎**

急性乳腺炎是由细菌感染所致的急性乳房炎症。

● **慢性盆腔炎**

指盆腔内生殖器官及盆腔周围结缔组织的慢性炎症。

● **痛经**

痛经分为原发性痛经和继发性痛经两种。

● **妊娠呕吐**

妊娠呕吐，是指受孕反复出现的恶心、呕吐的病症。

● **子宫脱垂**

子宫从正常位置沿阴道下降脱出于阴道口以外。

本章看点

61 闭经

闭经是妇科常见的一种病症，是指月经停止至少 6 个月以上。病理性闭经，是指某些病理性原因使妇女月经不来潮，此类闭经可分为原发性和继发性两类。

● 诊断

1. 原发性闭经是指妇女年满 16 岁或第二性征发育成熟 2 年以上尚未初潮的。原发性闭经可能是由处女膜闭锁、先天性无阴道、先天性无子宫或痕迹子宫为女性生殖道畸形综合征等原因造成的。原发性闭经多数因先天性生殖器官异常，包括卵巢组织的发育异常，故较难治疗。

2. 继发性闭经指妇女已行经，但以后因病理性原因而月经中断 3 个月以上的。而继发性闭经多数因性器官疾病引起，相对较易治疗。

3. 营养缺乏。特别是蛋白质、维生素的缺乏，可使内分泌腺功能减低，垂体合成和分泌促性腺激素最易受到抑制，同时还减低靶器官对激素的反应，如子宫内膜对性激素的敏感性，而引起闭经。

4. 受精神刺激，过度紧张、劳累，环境变化，寒冷刺激，营养不良等。这些外界因素的变化有时可抑制中枢神经系统功能紊乱，从而减少垂体促性腺激素的分泌而引发闭经。

5. 妇科疾病、子宫内膜结核、多次刮宫后引起的宫腔粘连、多囊卵巢、卵巢早衰等；内分泌系统疾病、闭经溢乳综合征、下丘脑垂体功能障碍；全身消耗性疾病，如严重贫血、结核病、肿瘤等，这些都有可能引起闭经。

● 选穴及治疗方法

单纯火罐法

所选穴位：①大椎、肝俞、脾俞。②身柱、肾俞、气海、三阴交。

治疗方法：患者选择适当体位，常规消毒穴位皮肤后，用闪火法将罐吸拔在穴位上，取以上各组穴，留罐 15 分钟。每日 1 次，每次 1 组穴，交替使用。

刺络罐法

所选穴位：①大椎、肝俞、脾俞。②身柱、肾俞、气海、三阴交。③命门、关元。

治疗方法：患者选择适当体位，常规消毒穴位皮肤后，先用三棱针在穴位上点刺，然后用闪火法将罐吸拔在穴位上，留罐 15 分钟。每次 1 组穴，每日 1 次。

拔罐选穴与治疗方法

精确取穴

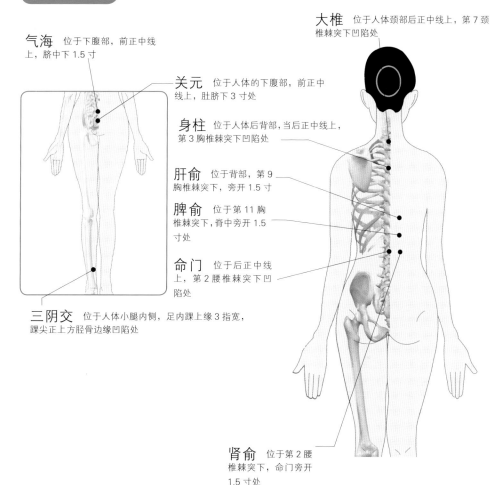

气海 位于下腹部，前正中线上，脐中下 1.5 寸

关元 位于人体的下腹部，前正中线上，肚脐下 3 寸处

大椎 位于人体颈部后正中线上，第 7 颈椎棘突下凹陷处

身柱 位于人体后背部，当后正中线上，第 3 胸椎棘突下凹陷处

肝俞 位于背部，第 9 胸椎棘突下，旁开 1.5 寸

脾俞 位于第 11 胸椎棘突下，脊中旁开 1.5 寸处

命门 位于后正中线上，第 2 腰椎棘突下凹陷处

三阴交 位于人体小腿内侧，足内踝上缘 3 指宽，踝尖正上方胫骨边缘凹陷处

肾俞 位于第 2 腰椎棘突下，命门旁开 1.5 寸处

选穴及操作步骤

● 单纯火罐法	①大椎、肝俞、脾俞。②身柱、肾俞、气海、三阴交	
患者选择适当体位，常规消毒穴位皮肤	用闪火法将罐吸拔在穴位上，取以上各组穴，留罐 15 分钟	每日 1 次，每次 1 组穴，交替使用
● 刺络罐法	①大椎、肝俞、脾俞。②身柱、肾俞、气海、三阴交。③命门、关元	
患者选择适当体位，常规消毒穴位皮肤	先用三棱针在穴位上点刺	然后用闪火法将罐吸拔在穴位上，留罐 15 分钟

62 产后缺乳

产后缺乳是指妇女产后乳汁分泌量少或无，不能满足婴儿的需要。乳汁的分泌与哺乳母亲的精神、情绪、营养状况、休息状况和劳动强度都有关系。任何精神上的刺激，如忧虑、惊恐、烦恼、悲伤，都会导致乳汁分泌的减少。乳汁过少可能是由乳腺发育较差，产后出血过多或情绪欠佳等因素引起，感染、腹泻、便溏等也可使乳汁缺少，或因乳汁不能畅流所致。

● 诊断

1. 产后乳汁少甚至全无，乳汁稀薄，乳房柔软无胀感。面色无光泽，容易疲劳，饮食量少，时有不自主心跳加快，自觉吸气不够。

2. 产后乳汁少、浓稠，或乳汁不下，乳房胀满而痛。胸胁胀满，郁闷不适，食欲不振，或身有微热。

● 选穴及治疗方法

单纯火罐法

所选穴位：天宗、肩井、膏肓俞、乳根、膻中。

治疗方法：让患者取坐位并暴露胸背部，然后用闪火法将火罐吸拔在穴位上，留罐 20 分钟。每日或两日 1 次，5 次为 1 个疗程。

刺络加毫针浅刺罐法

所选穴位：膻中、乳根、少泽、肩井。

治疗方法：让患者取坐位，并对穴位皮肤进行常规消毒后，先用三棱针点刺少泽穴（注意此穴只扎针不拔罐），然后用毫针浅刺其他穴位，最后再将罐吸拔在穴位上，留罐 10 ~ 20 分钟。每日或两日一次，3 次为 1 个疗程。

● 注意事项

患者在治疗期间应保证有足够的营养摄入，精神上要愉悦。此外，患者还要定时哺乳，以建立良好的泌乳反射。

拔罐选穴与治疗方法

精确取穴

膻中 位于胸部，前正中线上，第4肋间，两乳头连线的中点

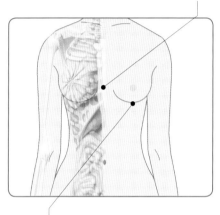

乳根 位于胸部，乳头直下乳房根部，第5肋间，距前正中线4寸

肩井 位于人体的肩上，大椎与肩峰端连线的中点，即乳头正上方与肩线交接处

天宗 位于肩胛骨冈下窝中央凹陷处，约肩胛冈下缘与肩胛下角之间的上1/3折点处

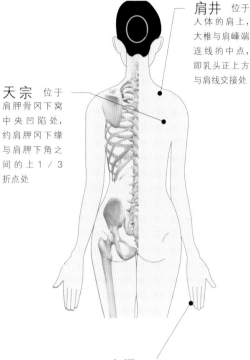

少泽 位于小指尺侧指甲角旁0.1寸

选穴及操作步骤

● 单纯火罐法	天宗　肩井　膏肓俞　乳根　膻中	
让患者取坐位并暴露胸背部	→	用闪火法将火罐吸拔在穴位上，留罐20分钟

● 刺络罐法	膻中　乳根　少泽　肩井		
让患者取坐位	→	对穴位皮肤进行常规消毒	→ 用三棱针点刺少泽穴（注意此穴只扎针不拔罐）
→ 用毫针浅刺其他穴位	→	将罐吸拔在穴位上，留罐10～20分钟	

63 带下病

白带是指妇女阴道内白色或淡黄色分泌物。在青春期、月经期、妊娠期期间，白带可能会增多，这些都属正常现象。如果妇女阴道分泌物增多，且连绵不断，色黄、色红、带血，或黏稠如脓，或清稀如水，气味腥臭，就是带下病。

带下可能是由于生殖道各种炎症或身体衰弱等原因引起的，治疗时应分析病因，对症治疗。

诊断

1. 由滴虫性阴道炎引起的带下病症状：黄白色泡沫状白带，有酸臭味，大多外阴瘙痒或刺痛，有爬虫感，白带多。做阴道检查时可发现阴道壁充血，有时可有红点，在显微镜下白带中可找到滴虫。

2. 由霉菌性阴道炎引起的带下病症状：乳白色凝块状白带，有时外阴剧痒或刺痛，白带多。做阴道检查时可发现阴道壁上有一层白膜，不易擦去，擦去后可见阴道壁充血，在显微镜下白带中可找到霉菌。

3. 由慢性宫颈炎引起的带下病症状：黏稠，黄脓样分泌物，有时有赤带。做阴道检查时可发现患者下腹部会胀痛不适、腰酸或无症状，宫颈有不同程度的糜烂或增生肥大，有小囊肿、息肉。

选穴及治疗方法

刺络罐法

所选穴位：腰阳关、腰眼、八髎。

治疗方法：让患者取俯卧位并对穴位皮肤进行常规消毒，然后用三棱针迅速刺入穴中，出针后立即用闪火法将火罐吸拔在穴位上，留罐 10 ~ 15 分钟。每隔 3 ~ 4 日做 1 次这样的治疗，7 次为 1 个疗程。

艾灸罐法

所选穴位：关元、曲骨、足三里、丰隆。

治疗方法：让患者取仰卧位，先用艾灸每个穴位 10 分钟，灸后再以闪火法将火罐吸拔在穴位上，留罐 10 ~ 15 分钟。每隔 1 ~ 3 日 1 次。

拔罐选穴与治疗方法

精确取穴

腰阳关 原名阳关，近称腰阳关，别名脊阳关、背阳关。位于腰部，当后正中线上，第4腰椎棘突下凹陷处

腰眼 又名鬼眼，位于腰部，第4腰椎棘突下，旁开约3.5寸凹陷处

上髎 位于骶部后正中线与髂后上棘间凹陷处，适对第1骶后孔，外与小肠俞相平

次髎 位于骶部，髂后上棘内下方1寸许，适对第2骶后孔凹陷处，外与膀胱俞相平

关元 位于下腹部，前正中线上，肚脐下3寸之处

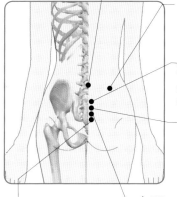

下髎 位于骶部，中髎下内方，适对第4骶后孔处

中髎 位于骶部，次髎下内方，适对第3骶后孔处

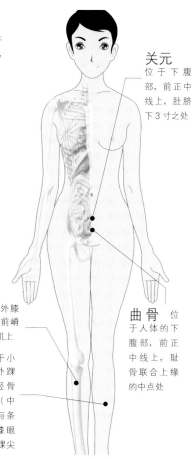

足三里 位于外膝眼下3寸，距胫骨前嵴1横指，当胫骨前肌上

丰隆 位于小腿前外侧，外踝尖上8寸，胫骨前缘外2横指（中指）处。内与条口相平，外膝眼（犊鼻）与外踝尖连线的中点

曲骨 位于人体的下腹部，前正中线上，耻骨联合上缘的中点处

选穴及操作步骤

● 刺络罐法	腰阳关　腰眼　八髎（指人体双侧上髎、次髎、中髎、下髎之合称）	
让患者取俯卧位并对穴位皮肤进行常规消毒 ➡	用三棱针迅速刺入穴中 ➡	出针后立即用闪火法将火罐吸拔在穴位上，留罐10～15分钟
● 艾灸罐法	关元　曲骨　足三里　丰隆	
让患者取仰卧位 ➡	用艾灸每个穴位10分钟 ➡	灸后再以闪火法将火罐吸拔在穴位上，留罐10～15分钟

64 更年期综合征

更年期综合征是由雌激素水平下降而引起的一系列症状。更年期妇女，由于卵巢功能减退，垂体功能亢进，分泌过多的促性腺激素，引起自主神经功能紊乱，从而出现一系列程度不同的症状，如月经变化、面色潮红、心悸、失眠、乏力、抑郁、多虑、情绪不稳定、易激动、注意力难以集中等，称为"更年期综合征"。

诊断

1. 年龄 45 ~ 55 岁的妇女，除月经失调外，烘热汗出为典型症状，或伴有烦躁易怒，心悸失眠，胸闷头痛，情志异常，记忆力减退，腰腿酸痛等。

2. 内分泌测定：雌二醇($E2$)降低，促卵泡激素（FSH）、促黄体生成激素（LH）增高。

3. 应排除精神、神经性疾病，甲状腺功能亢进，心血管疾病等。

选穴及治疗方法

刺络罐法

所选穴位：胸至骶段脊柱两旁全程膀胱经循行线。

治疗方法：让患者取俯卧位并暴露背部，在对穴位皮肤进行常规消毒后，首先用皮肤针从上到下轻叩胸至骶段脊柱两旁全程的膀胱经循行线（以皮肤潮红为度），然后再施以疏排罐法，将罐吸拔在穴位上，留罐 15 ~ 20 分钟。每日 1 次，10 次为 1 个疗程。

点按罐法

所选穴位：心俞、膈俞、肾俞、肝俞、内关。

治疗方法：让患者取俯卧位，先在患者所选穴位上点压按摩 3 ~ 5 分钟，然后再用闪火法将罐吸拔在相应的穴位上，留罐 20 ~ 25 分钟。每日 1 次，5 次为 1 个疗程。

注意事项

本病患者在治疗期间应保持良好的心态、精神愉悦，睡眠要好，营养要适当，并且保持适当锻炼。必要时还可以配合服用中西药物加以治疗。

拔罐选穴与治疗方法

精确取穴

内关 位于前臂正中，腕横纹上2寸，在桡侧屈腕肌腱同掌长肌腱之间

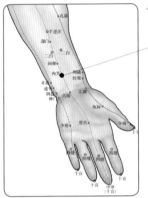

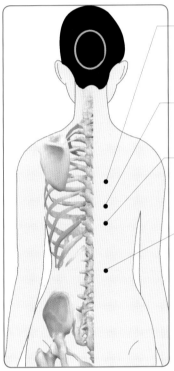

心俞 位于人体的背部，第5胸椎棘突下，左右旁开二指宽处或左右约1.5寸处

膈俞 位于人体背部，第7胸椎棘突下，旁开1.5寸处

肝俞 位于背部脊椎旁，第9胸椎棘突下，左右二指宽处或第9胸椎凸骨下，左右旁开1.5寸处

肾俞 位于腰部，第2腰椎棘突下，旁开1.5寸处

选穴及操作步骤

● **刺络罐法**	胸至骶段脊柱两旁全程膀胱经循行线	
让患者取俯卧位并暴露背部，对穴位皮肤进行常规消毒 →	用皮肤针从上到下轻叩胸至骶段脊柱两旁全程的膀胱经循行线（以皮肤潮红为度）→	施以疏排罐法，将罐吸拔在穴位上，留罐15～20分钟
● **点拔罐法**	心俞 膈俞 肾俞 肝俞 内关	
让患者取俯卧位 →	在患者所选穴位上点压按摩3～5分钟 →	用闪火法将罐吸拔在相应的穴位上，留罐20～25分钟

65 急性乳腺炎

急性乳腺炎是由细菌感染所致的急性乳房炎症，常在短期内形成脓肿，多由金黄色葡萄球菌或链球菌沿淋巴管入侵所致。多见于产后 2～6 周哺乳妇女，尤其是初产妇。病菌一般从乳头破口或皲裂处侵入，也可直接侵入引起感染。本病虽然有特效治疗，但发病后痛苦，乳腺组织破坏会引起乳房变形，影响喂奶。

● 诊断

1.患侧乳房疼痛，炎症部位红肿、变硬、压痛，以后形成脓肿。脓肿常位于乳晕下、乳管内、乳腺内或乳腺后，深部脓肿波动不显著。

2.局部红、肿、热痛，触及痛性硬块，脓肿形成后可有波动感。

3.同侧腋窝淋巴结肿大，常在数天内化脓、压痛。

4.可有寒战、高热、倦息及食欲不佳等症状。血白细胞增多。大多数有乳头损伤、皲裂或积乳病史。

5.超声波检查有液平段，穿刺抽出脓液。

● 选穴及治疗方法

刺络罐法一

所选穴位：肩井、乳根。

治疗方法：让患者取坐位，并对穴位进行常规消毒后，先用三棱针在穴位及压痛点处点刺出血，然后再用闪火法将罐具吸拔在相应的穴位上，留罐15分钟。每日1次。

刺络罐法二

所选穴位：膻中。

治疗方法：让患者取仰卧位，并对穴位皮肤进行消毒后，先用三棱针对准穴位进行数次点刺，然后再用闪火法使小号火罐吸拔膻中穴，使其出血5～15毫升。每日1次，一般3次即可痊愈。

拔罐选穴与治疗方法

精确取穴

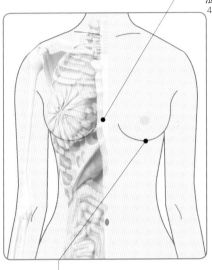

膻中 位于胸部，前正中线上，第4肋间，两乳头连线的中点

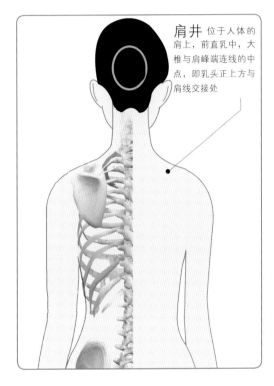

肩井 位于人体的肩上，前直乳中，大椎与肩峰端连线的中点，即乳头正上方与肩线交接处

乳根 位于胸部，乳头直下乳房根部，第5肋间，距前正中线4寸

选穴及操作步骤

● 刺络罐法一　　肩井　乳根			
让患者取坐位 →	对穴位进行常规消毒 →	用三棱针在穴位及压痛点处点刺出血 →	用闪火法将罐具吸拔在相应的穴位上，留罐15分钟

● 刺络罐法二　　膻中			
让患者取仰卧位 →	对穴位皮肤进行消毒 →	用三棱针对准穴位进行数次点刺 →	用闪火法使小号火罐吸拔膻中穴，使其出血5～15毫升

66 慢性盆腔炎

慢性盆腔炎是指盆腔内生殖器官及盆腔周围结缔组织的慢性炎症，多因急性盆腔炎治疗不及时所致。

● 诊断

1. 下腹部胀痛、腰酸。常在劳累、性交、经期前后加剧。

2. 阴道分泌物增多。

3. 月经不调，量多，痛经。

4. 阴道检查：一侧或双侧附件增厚，有的可摸到块物，伴有压痛。

● 选穴及治疗方法

温水罐法

所选穴位：肾俞、腰眼、腰阳关、八髎、关元、曲骨、气海、归来、三阴交、足三里。

治疗方法：让患者取侧卧位并露出腰骶部。随后选用内置半罐温水的中号玻璃罐，用投火法迅速将罐吸拔在各穴位上，一般都是先拔左侧再拔右侧。待罐拔好后让患者身体改为俯卧位，留罐15分钟（在留罐约3分钟时，水罐内会有小水泡连续上冒）。起罐后，也用上述方法吸拔腹部穴位并留罐15分钟。每日1次，10次为1疗程。

挑刺罐法

所选穴位：肾俞、腰眼、腰阳关、八髎、关元、曲骨、气海、归来、三阴交、足三里。

治疗方法：让患者取一定适宜体位并对穴位皮肤进行常规消毒（每次仅选2～4个穴位），用三棱针先在所选穴位上挑刺至出血，随后用闪火法将火罐吸拔在挑刺的穴位上，最后在其他穴位上再施以单纯火罐法，留罐10～15分钟。这样的治疗每周1～2次，挑刺治疗完每个穴位为1个疗程，两个疗程之间间隔10日。

拔罐选穴与治疗方法

精确取穴

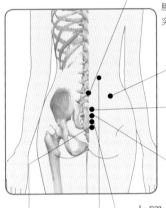

腰阳关 原名阳关，近称腰阳关，别名脊阳关、背阳关。位于腰部，后正中线上，第4腰椎棘突下凹陷处

腰眼 又名鬼眼，位腰部，第4腰椎棘突下旁开约3.5寸凹陷处

上髎 位于骶部后正中线与髂后上棘间凹陷处，适对第1骶后孔，外与小肠俞相平

次髎 位于骶部，髂后上棘内下方1寸许，正对第2骶后孔凹陷处，外与膀胱俞相平

中髎 位于骶部，次髎下内方，适对第3骶后孔处

下髎 位于骶部，当中髎下内方，适对第4骶后孔处

肾俞 位于腰部，第2腰椎棘突下，旁开1.5寸

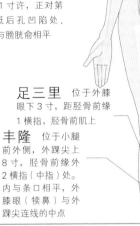

关元 位于下腹部，前正中线上，肚脐下3寸之处

曲骨 位于人体的下腹部，前正中线上，耻骨联合上缘的中点处

足三里 位于外膝眼下3寸，距胫骨前缘1横指，胫骨前肌上

丰隆 位于小腿前外侧，外踝尖上8寸，胫骨前缘外2横指（中指）处。内与条口相平，外膝眼（犊鼻）与外踝尖连线的中点

选穴及操作步骤

● 温水罐法　　肾俞　腰眼　腰阳关　八髎　关元　曲骨　气海　归来　三阴交　足三里

让患者取侧卧位并露出腰骶部 ➡ 选用内置半罐温水的中号玻璃罐 ➡ 用投火法迅速将罐吸拔在各穴上（一般都是先拔左侧再拔右侧）

➡ 罐拔后让患者身体改为俯卧位，留罐15分钟 ➡ 起罐后，也用上述方法吸拔腹部穴位并留罐15分钟

● 挑刺罐法　　肾俞　腰眼　腰阳关　八髎　关元　曲骨　气海　归来　三阴交　足三里

让患者取一定适宜体位并对穴位皮肤进行常规消毒（每次仅选2～4个穴位） ➡ 用三棱针先在所选穴位上挑刺至出血 ➡ 用闪火法将火罐吸拔在挑刺的穴位上 ➡ 在其他穴位上再施以单纯火罐法，留罐10～15分钟

67 痛经

痛经是指妇女月经来潮时及行经前后出现小腹胀痛和下腹剧痛等症状。痛经分为原发性痛经和继发性痛经两种。

原发性痛经又称为功能性痛经，指生殖器官并没有明显异常而出现痛经的现象。继发性痛经则是由于生殖器官的病变导致的痛经，如子宫内膜异位症、盆腔炎、肿瘤等。

● 诊断

原发性痛经的诊断

1. 初潮后 1 ~ 2 年内发病。

2. 在出现月经血或在此之前几个小时开始痛，疼痛持续时间不超过 72 小时。

3. 疼痛性质属痉挛性或类似分娩产痛。

4. 妇科双合诊或肛诊阴性，可得出原发性痛经之诊断。

● 选穴及治疗方法

单纯火罐法一

所选穴位：次髎、关元、归来、三阴交、足三里。

治疗方法：在患者经期前 2 ~ 3 日或者来月经时，采用闪火法将火罐吸拔在上述穴位上，留罐 15 ~ 20 分钟。每日 1 次，7 次为 1 个疗程。

单纯火罐法二

所选穴位：中极。

治疗方法：让患者取仰卧位以充分暴露穴位，然后用转火法进行吸拔，使患者皮肤局部有抽紧感。如果在施治 5 分钟后疼痛并没有减轻，那么施治者可用手握住罐底上下提拉，注意提拉罐具时不可离开皮肤。提拉火罐时间以半分钟为宜，这样可以有效改善疼痛处的肌肉血流情况，以使疼痛得以缓解，最后留罐 15 分钟。这样的治疗每日 1 次，2 ~ 4 次为一个疗程。

拔罐选穴与治疗方法

精确取穴

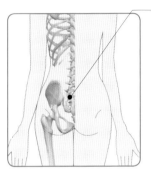

次髎 位于骶部，髂后上棘内下方1寸左右，正对第2骶后孔凹陷处

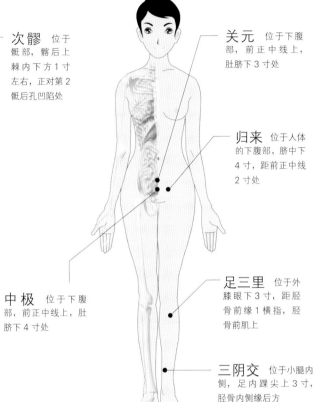

关元 位于下腹部，前正中线上，肚脐下3寸处

归来 位于人体的下腹部，脐中下4寸，距前正中线2寸处

足三里 位于外膝眼下3寸，距胫骨前缘1横指，胫骨前肌上

三阴交 位于小腿内侧，足内踝尖上3寸，胫骨内侧缘后方

中极 位于下腹部，前正中线上，肚脐下4寸处

选穴及操作步骤

● 单纯火罐法一	次髎　关元　归来　三阴交　足三里	
治疗时间选取在患者经期前2～3日或者来月经时		采用闪火法将火罐吸拔在上述穴位上，留罐15～20分钟

● 单纯火罐法二	中极		
让患者取仰卧位以充分暴露穴位		用转火法进行吸拔，使患者皮肤局部有抽紧感	如果在施治5分钟后疼痛并没有减轻，那么施治者可用手握住罐底上下提拉，注意提拉罐具时不可离开皮肤。提拉火罐时间以半分钟为宜，这样可以有效改善疼痛处的肌肉血流情况，以使疼痛得以缓解，最后留罐15分钟

妊娠呕吐，即恶阻，是指受孕后 2 ~ 3 个月，反复出现的以恶心、呕吐、厌食或食入即吐为主要症状的孕期病症。

● 诊断

孕妇在怀孕期间反复出现恶心、呕吐、厌食等症状。尤其是神经质女性和外向型女性，这种反应尤其激烈。

● 选穴及治疗方法

单纯火罐法

所选穴位：中脘。

治疗方法：让患者取仰卧位，在进食前用罐吸拔于中脘穴，注意此时的吸力不宜过强，然后就可以吃饭了。吃过饭后 20 分钟起罐。

刺络罐法

所选穴位：大椎、肝俞、脾俞、身柱、胃俞。

治疗方法：让患者取俯卧位，并对穴位皮肤进行常规消毒后，用三棱针轻轻点刺穴位，然后再以闪火法将罐具吸拔在点刺的穴位上，留罐 10 分钟。每日 1 次。

● 注意事项

本病患者在治疗期间，应保证充足的睡眠和休息，饮食要清淡并少食多餐。在吸拔穴位时，吸力不要太强，起罐时用力尽量轻柔。

拔罐选穴与治疗方法

精确取穴

中脘 位于人体正面腹部，脐上 4 寸，胸骨下端至脐部连线的中点处

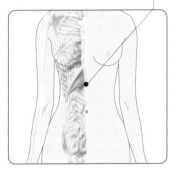

大椎 位于颈部下端，第 7 颈椎棘突下凹陷处

身柱 位于背部，当后正中线上，第 3 胸椎棘突下凹陷处

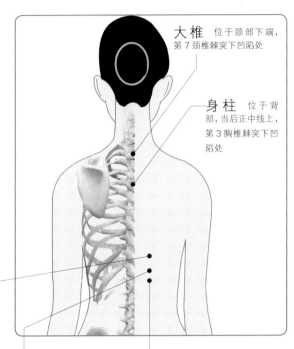

肝俞 位于背部脊椎旁，第 9 胸椎棘突下，左右二指宽处或第 9 胸椎凸骨下，左右旁开 1.5 寸处

脾俞 位于背部，第 11 胸椎棘突下，旁开 1.5 寸处

胃俞 位于背部，第 12 胸椎棘突下，旁开 1.5 寸处

选穴及操作步骤

● 单纯火罐法　　中脘

让患者取仰卧位 ➡ 在进食前用罐吸拔于中脘穴（注意此时的吸力不宜过强） ➡ 然后就可以吃饭了 ➡ 吃过饭后 20 分钟起罐

● 刺络罐法　　大椎　肝俞　脾俞　身柱　胃俞

让患者取俯卧位 ➡ 对穴位皮肤进行常规消毒 ➡ 用三棱针轻轻点刺穴位 ➡ 以闪火法将罐具吸拔在点刺的穴位上，留罐 10 分钟

69 子宫脱垂

子宫脱垂是指子宫从正常位置沿阴道下降，降至宫颈外口达坐骨棘水平以下，甚至子宫全部脱出于阴道口以外。此病多因产育过多，产道及附近组织过度松弛；或在分娩过程中，宫颈及子宫内的韧带损伤；或分娩后支持组织未能及时恢复正常所引起。子宫脱垂是一种常见的妇科病，俗称"落袋"或"阴挺"。

诊断

1. 按照子宫下降的程度，临床上分为三度。

2. 患者常感觉会阴处坠胀，有物脱出，劳累后病情加剧。并伴随腰酸、大便困难、小便失禁等症状。

3. 子宫脱垂严重者，子宫局部可能有感染或糜烂。

选穴及治疗方法

单纯火罐法

所选穴位：天枢、肺俞、心俞、灵台、肝俞、脾俞、胃俞。

治疗方法：先让患者取俯卧位，随后用闪火法将火罐吸拔在背部穴位上，并留罐 15 ~ 20 分钟。待起罐后再让患者取仰卧位，随后用闪火法将罐吸拔在天枢穴上，留罐 15 ~ 20 分钟。每日 1 次，10 次为 1 个疗程。

密排罐法

所选穴位：第 12 胸椎至骶尾段脊柱中线及两旁的膀胱经循行线。

治疗方法：先让患者取俯卧位，然后再采用闪火法在 12 胸椎以下督脉及两侧膀胱经密排罐法，留罐 15 ~ 20 分钟。隔日 1 次，10 次为 1 个疗程。

拔罐选穴与治疗方法

精确取穴

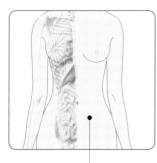

天枢 位于人体正面腹部，脐中旁开 2 寸处

心俞 位于背部，第 5 胸椎棘突下，旁开 1.5 寸处

灵台 位于人体背部，后正中线上，第 6 胸椎棘突下凹陷处

肝俞 位于背部脊椎旁，第 9 胸椎棘突下，左右两指宽处或第 9 胸椎凸骨下，左右旁开 1.5 寸处

脾俞 位于人体背部，在第 11 胸椎棘突下，左右旁开两指宽处

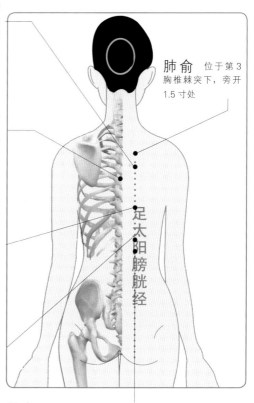

肺俞 位于第 3 胸椎棘突下，旁开 1.5 寸处

足太阳膀胱经

胃俞 位于背部，第 12 胸椎棘突下，旁开 1.5 寸处

选穴及操作步骤

| ● 单纯火罐法 | 天枢　肺俞　心俞　灵台　肝俞　脾俞　胃俞 |

先让患者取俯卧位	→	用闪火法将火罐吸拔在背部穴位上，并留罐 15～20 分钟	→	待起罐后再让患者取仰卧位	→	用闪火法将罐吸拔在天枢穴上，留罐 15～20 分钟

| ● 密排罐法 | 第12胸椎至骶尾段脊柱中线及两旁的膀胱经循行线 |

先让患者取俯卧位		采用闪火法在 12 胸椎以下督脉及两侧膀胱经密排罐法，留罐 15～20 分钟

第十五章 五官科疾病

本章主要介绍鼻出血、白内障、复发性口腔溃疡等十种在日常生活中发病率比较高、典型的五官科疾病的拔罐疗法。每小节的结构是先对疾病做一简介，然后再阐述治疗该种疾病所应选取的穴位和具体的拔罐操作步骤。

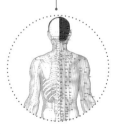

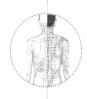

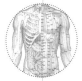

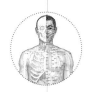

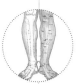

● **鼻出血**

鼻出血以鼻中隔前下区最为多见。

● **白内障**

白内障是由于新陈代谢或其他原因发生眼睛的晶状体全部或部分混浊。

● **复发性口腔溃疡**

复发性口腔溃疡是口腔黏膜疾病中常见的溃疡性损害疾病。

● **急性扁桃体炎**

急性扁桃体炎是腭扁桃体的一种非特异性急性炎症。

● **急性结膜炎**

急性结膜炎是由细菌感染引起的急性传染性眼病。

● **慢性咽炎**

慢性咽炎是一种病程发展缓慢的慢性炎症。

● **慢性鼻炎**

慢性鼻炎是鼻腔黏膜和黏膜下层的慢性炎症。

● **内耳眩晕病**

内耳眩晕病是内淋巴积水所致的一种内耳病变。

● **青光眼**

青光眼常见的分急性和慢性两类。

● **牙痛**

牙痛是以牙齿及牙龈红肿疼痛为主要表现的口腔疾患。

70 鼻出血

鼻出血，又称鼻衄，是多种疾病的常见症状。鼻出血可由外伤引起，也可由鼻病引起，如鼻中隔弯曲，鼻窦炎、肿瘤等，有些全身疾病也是诱因，如高热、高血压等；妇女内分泌失调，在经期易鼻出血，称为"倒经"，天气干燥、气温高也可引起鼻出血。

● 诊断

1. 出血可发生在鼻腔的任何部位，但以鼻中隔前下区最为多见，有时可见喷射性或搏动性小动脉出血。鼻腔后部出血常迅速流入咽部，从口吐出。一般说来，局部疾患引起的鼻出血，多限于一侧鼻腔，而全身疾病引起者，可能两侧鼻腔内交替或同时出血。

2. 通过前鼻镜检查不能发现出血部位，如出血量不大，可行后鼻镜或光导纤维鼻咽镜检查。鼻窦内出血，血液常自鼻道或嗅裂流出。除了寻找出血点外，还要做必要的全身检查。有时尚需与有关科室共同会诊，寻找病因。

● 选穴及治疗方法

刺络罐法一

所选穴位：大椎、关元。

治疗方法：让患者采取坐位姿势，在对穴位皮肤进行常规消毒后，使用皮肤针对穴位进行重刺以使其出血，然后将罐吸拔在穴位上，留罐 10 ~ 15 分钟。每 3 天治疗 1 次。

刺络罐法二

所选穴位：大椎、肺俞、肝俞、委中、涌泉。

治疗方法：让患者取俯卧体位，在对穴位皮肤进行常规消毒后，先用三棱针点刺各穴使之出血数滴，然后再用闪火法将罐吸拔在所选穴位上，留罐 10 ~ 15 分钟，最终吸拔出血量为 1 ~ 2 毫升。每两日治疗 1 次, 10 次为 1 个疗程。

拔罐选穴与治疗方法

精确取穴

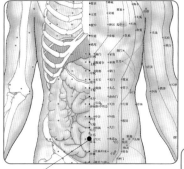

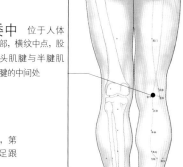

大椎 位于颈部下端, 第 7 颈椎棘突下凹陷处

肺俞 位于人体背部, 第 3 胸椎棘突下, 左右旁开 2 指宽处

肝俞 位于人体背部, 第 9 胸椎棘突下, 旁开 1.5 寸处

关元 位于人体腹部, 前正中线上, 当脐中下 3 寸处

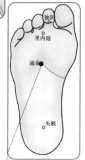

委中 位于人体膝部, 横纹中点, 股二头肌腱与半腱肌肌腱的中间处

涌泉 位于人体足底部, 第 2、第 3 指指缝纹头端与足跟连线的 1 / 3 处

选穴及操作步骤

● 刺络罐法一　　大椎　关元			
让患者采取坐位姿势	对穴位皮肤进行常规消毒	使用皮肤针对穴位进行重刺以使其出血	将罐吸拔在穴位上, 留罐 10 ~ 15 分钟

● 刺络罐法二　　　　大椎　肺俞　肝俞　委中　涌泉			
让患者取俯卧体位	对穴位皮肤进行常规消毒	用三棱针点刺各穴使之出血数滴	闪火法将罐吸拔在所选穴位上, 留罐 10 ~ 15 分钟, 最终吸拔出血量为 1 ~ 2 毫升

71 白内障

白内障是由于新陈代谢或其他原因发生眼睛的晶状体全部或部分混浊，而引起视力障碍的眼病。现代医学认为，老化、遗传、代谢异常、外伤、辐射、中毒和局部营养不良等可引起眼睛的晶状体囊膜损伤，使其渗透性增加，丧失屏障作用，或导致晶状体代谢紊乱，使晶状体蛋白发生变性，形成混浊。

● 诊断

1. 先天性白内障：常见于婴幼儿，生下来即有。眼睛的晶状体混浊可能不是全部，也不会继续发展，对视力的影响决定于混浊的部位和程度。

2. 外伤性白内障：由于晶状体囊穿破或爆裂而引起，前者是穿孔性外伤，后者是迟钝性外伤的后果。

3. 并发性白内障：是由严重的虹膜睫状体炎、绝对性青光眼、化脓性角膜溃疡及糖尿病等疾病引起的。检查时除晶状体混浊外，还可有其他异常，如角膜混浊、虹膜粘连等。

4. 老年性白内障：常常是两眼进行性的视力减退。多发于年龄在45岁以上的人群，检查时看见瞳孔内有灰白色混浊，没有其他异常。

● 选穴及治疗方法

刺络罐法

所选穴位：大椎穴及后颈部、眼周围部分。

治疗方法：让患者取适当体位，在对所选穴位和部位进行常规消毒后，用梅花针叩刺之，然后取型号适宜的火罐，用闪火法将罐吸拔在治疗部位，留罐 10～15 分钟，两日 1 次，5～10 次为 1 个疗程。

刮痧罐法

所选穴位：①肝俞、肾俞、风池、光明。②百会、攒竹、丝竹空、太阳、四白。

治疗方法：让患者取俯卧位，对①组穴的穴位皮肤进行消毒，采用刮痧板刮拭穴位皮肤，直至皮肤出现丹痧为止，最后再用闪火法将火罐吸拔在刮痧部位，留罐 15～20 分钟。对于②组穴，则只刮痧不拔罐。这样的治疗每两日 1 次，10 次为 1 个疗程，每个疗程之间间隔 5 日。

拔罐选穴与治疗方法

精确取穴

百会 该穴位于人体头部，前发际正中直上 5 寸，或两耳尖头顶连线的中点处

丝竹空 位于面部，眉梢凹陷处

风池 位于后颈部，后头骨下，两条大筋外缘陷窝处，相对耳垂齐平

攒竹 位于面部，眉头陷中，眶上切迹处

大椎 位于颈部下端，第 7 颈椎棘突下凹陷处

太阳 位于人体头部，在耳廓前面，前额两侧，外眼角延长线的上方，两眉梢后凹陷处

肝俞 位于人体背部，第 9 胸椎棘突下，旁开 1.5 寸处

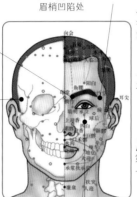
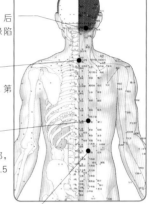

四白 位于面部，双眼平视时，瞳孔正中央下约 2 厘米处

肾俞 位于人体腰部，第 2 腰椎棘突下旁开 1.5 寸处

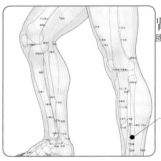

光明 位于人体的小腿外侧，外踝尖穴上 5 寸，腓骨前缘

选穴及操作步骤

● 刺络罐法	大椎穴及后颈部　眼周围部分		
让患者取适当体位	→ 对所选穴位和部位进行常规消毒	→ 用梅花针叩刺之	→ 取型号适宜的火罐吸拔在治疗部位留罐 10～15 分钟
● 刮痧罐法	①肝俞　肾俞　风池　光明；②百会　攒竹　丝竹空太阳　四白		
让患者取俯卧位并对①组穴的穴位皮肤进行消毒	→ 采用刮痧板刮拭穴位皮肤，直至皮肤出现丹痧为止	→ 用闪火法将火罐吸拔在刮痧部位，留罐 15～20 分钟	→ 对于②组穴，则只刮痧不拔罐

72 复发性口腔溃疡

复发性口腔溃疡，是口腔黏膜疾病中常见的溃疡性损害疾病，发作时疼痛剧烈，灼痛难忍。

诊断

1.复发性口腔溃疡的典型表现是初起时有很细的小斑点，伴有灼热不适感，然后逐渐扩大为直径2～3毫米或更大的浅溃疡。溃疡微微有些凹陷，表面有一层淡淡的假膜覆盖，溃疡周围的黏膜由于充血而呈红晕状，灼痛明显。

2.当溃疡伤口接触有刺激性食物时，疼痛更加剧烈。复发性口腔溃疡的发作有自限性和周期性，一般的复发性口腔溃疡，如果不经特殊治疗，7～10天也可逐渐愈合，间歇期长短不等，几天到数月，此起彼伏。

选穴及治疗方法

刺络罐法一

所选穴位：大椎及其两侧0.5寸处、身柱、灵台、心俞、曲池、足三里、三阴交。

治疗方法：让患者取俯卧位，在对所选穴位进行常规消毒后，先用三棱针点刺穴位，然后用闪火法将罐吸拔在穴位上，留罐10～15分钟。一日1次或两日1次。

刺络罐法二

所选穴位：神阙。

治疗方法：让患者取仰卧位，在对所选穴位皮肤进行常规消毒后，用梅花针轻刺数下，然后再用闪火法将大号火罐吸拔在穴位上（咨询医生后操作），留罐10分钟。两日1次，10次为1个疗程。

注意事项

本病患者平时要节制饮食，少吃辛辣、肥肉等刺激性食品和油腻食品。除此之外，患者还要保持心情舒畅，保证睡眠的充足，并锻炼身体，增加体质。

拔罐选穴与治疗方法

精确取穴

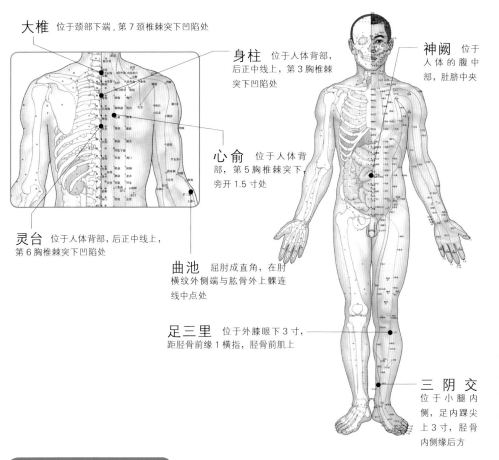

大椎 位于颈部下端,第7颈椎棘突下凹陷处

身柱 位于人体背部,后正中线上,第3胸椎棘突下凹陷处

心俞 位于人体背部,第5胸椎棘突下,旁开1.5寸处

灵台 位于人体背部,后正中线上,第6胸椎棘突下凹陷处

神阙 位于人体的腹中部,肚脐中央

曲池 屈肘成直角,在肘横纹外侧端与肱骨外上髁连线中点处

足三里 位于外膝眼下3寸,距胫骨前缘1横指,胫骨前肌上

三阴交 位于小腿内侧,足内踝尖上3寸,胫骨内侧缘后方

选穴及操作步骤

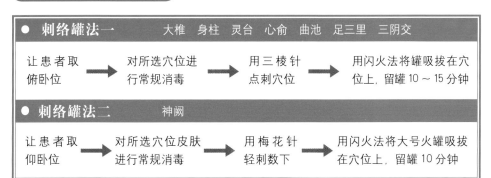

● **刺络罐法一**	大椎　身柱　灵台　心俞　曲池　足三里　三阴交		
让患者取俯卧位 →	对所选穴位进行常规消毒 →	用三棱针点刺穴位 →	用闪火法将罐吸拔在穴位上,留罐10～15分钟
● **刺络罐法二**	神阙		
让患者取仰卧位 →	对所选穴位皮肤进行常规消毒 →	用梅花针轻刺数下 →	用闪火法将大号火罐吸拔在穴位上,留罐10分钟

73 急性扁桃体炎

急性扁桃体炎，中医称为"乳蛾""喉蛾"或"莲房蛾"，是腭扁桃体的一种非特异性急性炎症，常伴有一定程度的咽黏膜及咽淋巴组织的急性炎症。本病常发生于儿童及青少年。

● 诊断

1. 全身症状：起病急、恶寒、高热、体温可达 39 ～ 40℃，尤其是幼儿可因高热而抽搐、呕吐或昏睡、食欲不振、便秘及全身酸困等。

2. 局部症状：咽痛明显，吞咽时尤甚，剧烈者可放射至耳部，幼儿常因不能吞咽而哭闹不安。儿童若因扁桃体肥大影响呼吸时可妨碍其睡眠，夜间常惊醒不安。

3. 检查：急性病人，面颊赤红，口有臭味，舌被厚苔，颈部淋巴结，特别是下颌角处的淋巴结往往肿大，并且有触痛，白细胞明显增多。根据局部检查可见到不同类型扁桃体炎的不同表现。急性充血性扁桃体炎，主要表现为扁桃体充血、肿胀，表面无脓性分泌物。

● 选穴及治疗方法

刺络罐法一

所选穴位：大椎、肺俞、曲池、少商、商阳。

治疗方法：让患者取坐位，对穴位皮肤进行常规消毒后，先用三棱针点刺大椎、肺俞、曲池等穴，随后再用闪罐法将罐吸拔在被点刺的穴位上，留罐 5 分钟，最后再用三棱针点刺少商、商阳穴，放血数滴。这样的治疗每日 1 次。

刺络罐法二

所选穴位：大椎。

治疗方法：让患者取坐位并低头，在对大椎穴进行常规消毒后，用三棱针迅速点刺该穴，然后在其周围上、下、左、右 0.5 寸处各刺 1 针。最后在穴位局部用闪火法将玻璃火罐吸拔在大椎穴上，并留罐 10 ～ 15 分钟，以出血 1 ～ 2 毫升为限度。这样的治疗每两日 1 次，3 次为 1 个疗程。

拔罐选穴与治疗方法

精确取穴

大椎 位于颈部下端，第 7 颈椎棘突下凹陷处

肺俞 位于人体背部，第 3 胸椎棘突下，左右旁开 2 指宽处

曲池 屈肘成直角，在肘横纹外侧端与肱骨外上髁连线中点处

少商 位于双手拇指末节桡侧，距指甲角 0.1 寸处

商阳 位于食指末节桡侧，距指甲角 0.1 寸处

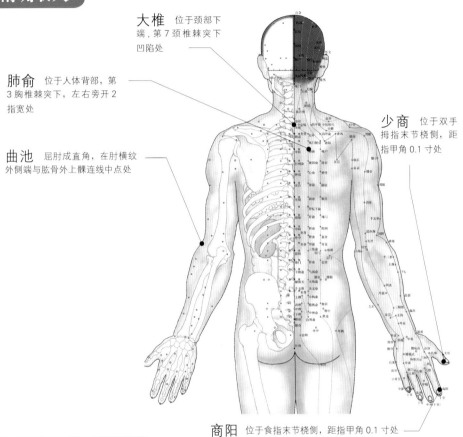

选穴及操作步骤

● 刺络罐法一　　大椎　肺俞　曲池　少商　商阳

让患者取坐位 → 对穴位皮肤进行常规消毒 → 用三棱针点刺大椎、肺俞、曲池等穴 → 用闪罐法将罐吸拔在被点刺的穴位上，留罐 5 分钟

→ 用三棱针点刺少商、商阳穴，放血数滴

● 刺络罐法二　　大椎

让患者取坐位并低头 → 对大椎穴进行常规消毒 → 用三棱针迅速点刺该穴，然后在其周围上、下、左、右 0.5 寸处各刺 1 针

→ 最后在穴位局部用闪火法将玻璃火罐吸拔在大椎穴上，并留罐 10 ～ 15 分钟，以出血 1 ～ 2 毫升为度

急性结膜炎

急性结膜炎是由细菌感染引起的急性传染性眼病，俗称红眼或火眼，中医上属天行赤眼范围。

● 诊断

1. 结膜充血：越近穹窿部结膜充血越明显。血管弯曲不规则，呈网状。

2. 有多量黏液或脓性分泌物，附着于睑缘，所以晨起不易睁眼。

3. 轻者有痒、灼热和异物感；重者有怕光流泪及眼睑重垂。如有疼痛应注意是否蔓延到角膜。

4. 有时还可以在球结膜或角膜缘出现圆形疱疹。

5. 应与睫状充血相鉴别。

● 选穴及治疗方法

刺络罐法一

所选穴位：大椎、心俞、肝俞、身柱、膈俞、胆俞。

治疗方法：让患者取俯卧位，在对穴位皮肤进行常规消毒后，先用三棱针点刺穴位，然后用闪火法将罐吸拔在点刺穴位上，留罐15分钟。每日1次。

刺络罐法二

所选穴位：太阳。

治疗方法：让患者取坐位或仰卧位，对两侧穴位进行常规消毒。用三棱针快速、数次点刺穴位，使其少量出血，然后再用小号玻璃罐用闪火法吸拔穴位，留罐5分钟，使其每罐出血5毫升。每日1次。

拔罐选穴与治疗方法

精确取穴

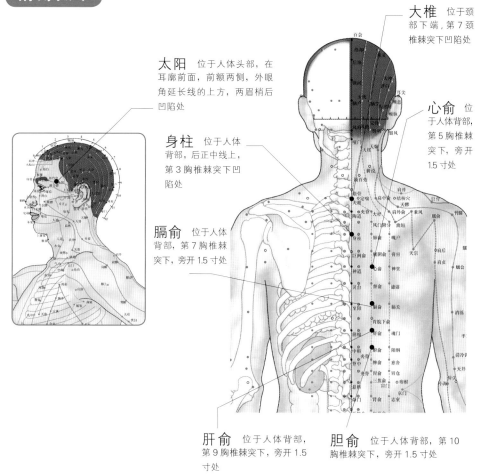

太阳 位于人体头部，在耳廓前面，前额两侧，外眼角延长线的上方，两眉梢后凹陷处

大椎 位于颈部下端，第 7 颈椎棘突下凹陷处

心俞 位于人体背部，第 5 胸椎棘突下，旁开 1.5 寸处

身柱 位于人体背部，后正中线上，第 3 胸椎棘突下凹陷处

膈俞 位于人体背部，第 7 胸椎棘突下，旁开 1.5 寸处

肝俞 位于人体背部，第 9 胸椎棘突下，旁开 1.5 寸处

胆俞 位于人体背部，第 10 胸椎棘突下，旁开 1.5 寸处

选穴及操作步骤

● 刺络罐法一	大椎　心俞　肝俞　身柱　膈俞　胆俞		
让患者取俯卧位 →	对穴位皮肤进行常规消毒 →	用三棱针点刺穴位 →	用闪火法将罐吸拔在点刺穴位上，留罐 15 分钟
● 刺络罐法二	太阳		
让患者取坐位或仰卧位，并对两侧太阳穴进行常规消毒 →	用三棱针快速，数次点刺穴位，并使其少量出血 →		将小号玻璃罐用闪火法吸拔在穴位上，并留罐 5 分钟，使其每罐出血 5 毫升

75 慢性咽炎

慢性咽炎是一种病程发展缓慢的慢性炎症，常与邻近器官或全身性疾病并存，如急性咽炎反复发作、鼻炎、鼻旁窦炎、扁桃体炎等，有时过度吸烟、饮酒等不良习惯慢性刺激鼻咽部，也会引起慢性咽炎。

● 诊断

1. 咽部干燥不适，有异物感或胀痛感。

2. 检查发现：咽部充血呈深红色，软腭、咽侧壁肥厚，咽后壁有血管扩张，淋巴滤泡增生；后期可见黏膜干燥，无光泽，有痂皮附着于咽后壁。

● 选穴及治疗方法

刺络罐法一

所选穴位：大椎、肺俞、曲池、照海。

治疗方法：让患者取坐位或者俯卧位，在对穴位皮肤进行常规消毒后，先用三棱针点刺所选各穴，然后用闪火法将罐吸拔在点刺的穴位上，留罐 10 ~ 15 分钟。每日 1 次，10 次为 1 个疗程。

刺络罐法二

所选穴位：大杼、风池、肺俞、肾俞。

治疗方法：让患者取俯卧位，在对穴位皮肤进行常规消毒后，用三棱针点刺各穴直至出血，然后用闪火法将火罐吸拔在穴位上，留罐 15 ~ 20 分钟。每两日治疗 1 次，10 日为 1 个疗程。

● 注意事项

本病患者要预防感冒，在平时应忌烟酒，忌食辛辣等刺激性食物及减少粉尘刺激。除此以外，平时还要用生理盐水漱口，以保持口腔卫生。

拔罐选穴与治疗方法

精确取穴

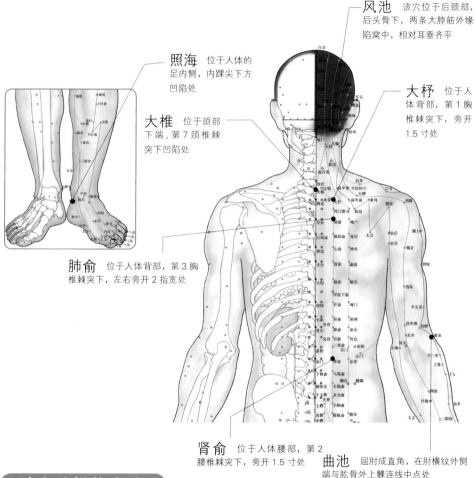

风池 该穴位于后颈部，后头骨下，两条大筋外缘陷窝中，相对耳垂齐平

照海 位于人体的足内侧，内踝尖下方凹陷处

大椎 位于颈部下端，第7颈椎棘突下凹陷处

大杼 位于人体背部，第1胸椎棘突下，旁开1.5寸处

肺俞 位于人体背部，第3胸椎棘突下，左右旁开2指宽处

肾俞 位于人体腰部，第2腰椎棘突下，旁开1.5寸处

曲池 屈肘成直角，在肘横纹外侧端与肱骨外上髁连线中点处

选穴及操作步骤

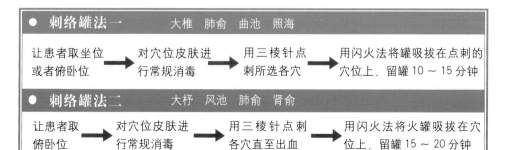

● 刺络罐法一	大椎 肺俞 曲池 照海		
让患者取坐位或者俯卧位	对穴位皮肤进行常规消毒	用三棱针点刺所选各穴	用闪火法将罐吸拔在点刺的穴位上，留罐10～15分钟
● 刺络罐法二	大杼 风池 肺俞 肾俞		
让患者取俯卧位	对穴位皮肤进行常规消毒	用三棱针点刺各穴直至出血	用闪火法将火罐吸拔在穴位上，留罐15～20分钟

76 慢性鼻炎

慢性鼻炎是鼻腔黏膜和黏膜下层的慢性炎症。早期的慢性鼻炎常表现为鼻黏膜的慢性充血肿胀，称慢性单纯性鼻炎，若发展为鼻黏膜和鼻甲骨的增生肥厚，则称慢性肥厚性鼻炎。

● 诊断

1. 鼻塞：可呈现交替性，即左侧卧时左鼻腔阻塞；右侧卧时右鼻腔阻塞。

2. 鼻涕多：黏液性、黏液脓性或脓性分泌。

3. 可有嗅觉减退，头胀头昏，咽部不适。

4. 检查鼻腔发现：鼻黏膜弥漫性充血、鼻甲肿胀、黏膜表面或仅于鼻腔底部有分泌物积聚，而中鼻道及嗅沟没有脓液。这也是与副鼻窦炎的区别所在。

● 选穴及治疗方法

单纯火罐法

所选穴位：①中脘、肺俞、膈俞。②风池、脾俞、足三里。

治疗方法：在上述的两组穴位中，每次治疗只取1组，交替选取治疗。让患者取坐位，用闪火法将火罐吸拔在穴位上，留罐5～20分钟。每日1次，10次为1个疗程。

挑刺罐法

所选穴位：①大椎、合谷。②肺俞、足三里。③风池、曲池。

治疗方法：在上述3组穴位中，每次治疗只选取其中的1组，然后交替使用。让患者取坐位，在对穴位皮肤进行常规消毒后，先用三棱针对穴位进行挑刺直至出血，然后用闪火法将罐吸拔在穴位上，留罐15～20分钟。这样的治疗每周2次，待症状缓解后改为每周1次，5次为1个疗程，2个疗程之间应间隔1周。

● 注意事项

本病患者要坚持治疗，平常要加强身体锻炼，以提高抵抗力，并少吃辛辣等刺激性食物。

拔罐选穴与治疗方法

精确取穴

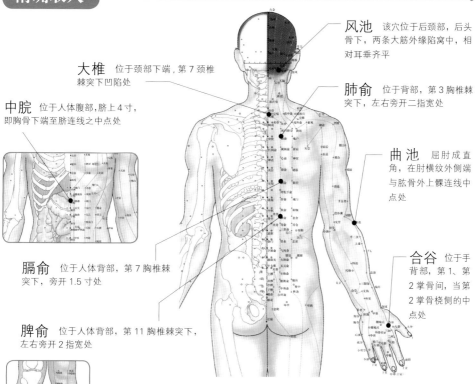

风池 该穴位于后颈部，后头骨下，两条大筋外缘陷窝中，相对耳垂齐平

大椎 位于颈部下端，第7颈椎棘突下凹陷处

肺俞 位于背部，第3胸椎棘突下，左右旁开二指宽处

中脘 位于人体腹部，脐上4寸，即胸骨下端至脐连线之中点处

曲池 屈肘成直角，在肘横纹外侧端与肱骨外上髁连线中点处

膈俞 位于人体背部，第7胸椎棘突下，旁开1.5寸处

合谷 位于手背部，第1、第2掌骨间，当第2掌骨桡侧的中点处

脾俞 位于人体背部，第11胸椎棘突下，左右旁开2指宽处

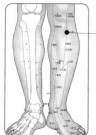

足三里 位于外膝眼下3寸，距胫骨前嵴1横指，当胫骨前肌上

选穴及操作步骤

● **单纯火罐法**	①中脘 肺俞 膈俞；②风池 脾俞 足三里		
让患者取坐位 →	以闪火法将火罐吸拔在穴位上 →		留罐5～20分钟
● **挑刺罐法**	①大椎 合谷；②肺俞 足三里 ③风池 曲池		
让患者取坐位 →	对穴位皮肤进行常规消毒 →	用三棱针对穴位进行挑刺直至出血 →	用闪火法将罐吸拔在穴位上，留罐15～20分钟

77 内耳眩晕病

内耳眩晕病，又称梅尼埃病，是内淋巴积水所致的一种内耳病变。内耳眩晕病的产生，与膜迷路积水膨胀有关，可因变态反应、内分泌紊乱、病毒感染、疲劳、情绪不稳等诱发。

● 诊断

内耳眩晕病的主要临床表现为突发性眩晕，感觉天旋地转，伴有耳鸣、耳聋、恶心呕吐和眼球震颤等情况发生。

● 选穴及治疗方法

刺络罐法一

所选穴位：大椎、心俞、肝俞、三阴交。

治疗方法：让患者取俯卧位，在对穴位皮肤进行常规消毒后，先用三棱针点刺穴位，随后再用闪火法将罐吸拔在点刺的穴位上，留罐10～15分钟。每日1次。

刺络罐法二

所选穴位：脾俞、肾俞、足三里、丰隆。

治疗方法：让患者取俯卧位，在对穴位皮肤进行常规消毒后，先用三棱针点刺穴位。然后再以闪火法将火罐吸拔在相应的穴位上，留罐10～15分钟。这样的治疗每日1次。

刺络罐法三

所选穴位：大椎。

治疗方法：让患者取俯卧位，在对穴位皮肤进行常规消毒后，先用细三棱针点刺大椎穴，以刺出血为度，然后再以闪火法将大号的玻璃火罐吸拔在穴位上，留罐10分钟。每3天治疗1次，8次为1个疗程。

● 注意事项

本病患者在疾病发作时，应卧床休息，加强营养，并尽量吃一些含盐量低的食品。除此以外，病人的生活起居要有规律，避免过度疲劳，不要抽烟喝酒。

拔罐选穴与治疗方法

精确取穴

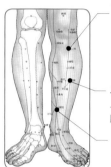

大椎 位于颈部下端，第7颈椎棘突下凹陷处

足三里 位于外膝眼下3寸，距胫骨前缘1横指，胫骨前肌上

心俞 位于人体背部，第5胸椎棘突下，旁开1.5寸处

丰隆 位于小腿前外侧，外踝尖上8寸，即小腿外侧中点处，距胫骨前缘2横指

三阴交 位于小腿内侧，足内踝尖上3寸，胫骨内侧缘后方

肝俞 位于人体背部，第9胸椎棘突下，旁开1.5寸处

脾俞 位于人体背部，第11胸椎棘突下，旁开1.5寸处

肾俞 位于人体背部，第2胸椎棘突下，旁开1.5寸处

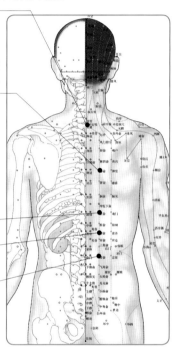

选穴及操作步骤

● 刺络罐法一	大椎 心俞 肝俞 三阴交		
让患者取俯卧位	对穴位皮肤进行常规消毒	用三棱针点刺穴位	用闪火法将罐吸拔在点刺的穴位上，留罐10～15分钟

● 刺络罐法二	脾俞 肾俞 足三里 丰隆		
让患者取俯卧位	对穴位皮肤进行常规消毒	用三棱针点刺穴位	以闪火法将火罐吸拔在相应的穴位上，留罐10～15分钟

● 刺络罐法三	大椎		
让患者取俯卧位	对穴位皮肤进行常规消毒	用细三棱针点刺大椎穴，以刺出血为度	以闪火法将大号的玻璃火罐吸拔在穴位上，留罐10分钟。

78 青光眼

青光眼是眼科一种疑难病，种类很多，常见的有急性和慢性两类。青光眼是一种眼内压增高且伴有角膜周围充血，瞳孔散大、眼压升高、视力急剧减退、头痛、恶心呕吐等主要表现的眼病。危害视力功能极大，是一种常见疾病。因瞳孔多少带有青绿色，故有此名。

● 诊断

急性充血性青光眼

1. 发病急，眼压迅速增高。触摸眼球，感到十分坚硬。用眼压计测定，发现眼压高于正常值（正常值为 2.0 ~ 3.3 千帕）。

2. 视物模糊，看灯光周围有彩色圈，也叫作虹视。随着病情发展，视力迅速减退，甚至失明，称为绝对性青光眼。

3. 常常会出现眼痛、头痛，甚至恶心呕吐的症状，往往被误诊为其他内科疾病。因此，头痛、眼痛较剧者，应注意是青光眼。

● 选穴及治疗方法

刺络罐法

所选穴位：大椎、心俞、肝俞、太阳。

治疗方法：让患者采取坐位，在对穴位皮肤进行常规消毒后，先用三棱针在穴位上点刺，然后用闪火法将罐吸拔在点刺的穴位上，留罐 15 ~ 20 分钟。每日或两日 1 次。

走罐法

所选穴位：肝俞、脾俞、胃俞、肾俞。

治疗方法：让患者取俯卧位并暴露背部，在背部涂抹润滑油，然后以闪火法将玻璃火罐吸拔在背部，后用右手握住罐体，按顺时针方向边旋转罐体边向前推进（从肝俞穴推至肾俞穴）。如此反复推走直至皮肤变得潮红为止。最后，在上述穴位再各拔罐 1 个，留罐 15 ~ 20 分钟，3 日 1 次，10 次为 1 个疗程。

拔罐选穴与治疗方法

精确取穴

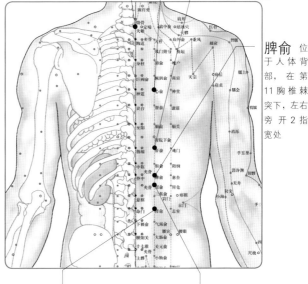

太阳 位于人体头部，在耳廓前面，前额两侧，外眼角延长线的上方，两眉梢后凹陷处

大椎 位于颈部下端，第 7 颈椎棘突下凹陷处

心俞 位于人体背部，第 5 胸椎棘突下，旁开 1.5 寸处

肝俞 位于人体背部，第 9 胸椎棘突下，旁开 1.5 寸处

脾俞 位于人体背部，在第 11 胸椎棘突下，左右旁开 2 指宽处

肾俞 位于人体腰部，第 2 腰椎棘突下旁开 1.5 寸处

胃俞 位于人体背部，第 12 胸椎棘突下，旁开 1.5 寸处

选穴及操作步骤

● **刺络罐法**	大椎　心俞　肝俞　太阳

让患者采取坐位	→	对穴位皮肤进行常规消毒	→	用三棱针在穴位上点刺	→	用闪火法将罐吸拔在点刺的穴位上，留罐 15 ～ 20 分钟

● **走罐法**	肝俞　脾俞　胃俞　肾俞

让患者取俯卧位并暴露背部	→	在背部涂抹润滑油	→	以闪火法将玻璃火罐吸拔在背部	→

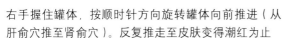

右手握住罐体，按顺时针方向旋转罐体向前推进（从肝俞穴推至肾俞穴）。反复推走至皮肤变得潮红为止	→	在上述穴位再各拔罐 1 个，留罐 15 ～ 20 分钟

79 牙痛

牙痛是以牙齿及牙龈红肿疼痛为主要表现的口腔疾患，一般是由于口腔不洁，或过食膏粱厚味、胃腑积热、胃火上冲，或风火邪毒侵犯、伤及牙齿，或肾阴亏损、虚火上炎、灼烁牙龈等引起病症。

● 诊断

根尖周炎引发的牙痛诊断

1. 痛牙一般由蛀牙、牙折裂引起。

2. 自发性持续痛，也可向同侧头颞部放射，能指出病牙部位。

3. 牙有伸长感，咀嚼时痛，垂直轻叩患牙有明显疼痛。

4. 根尖软组织有压痛，或有瘘管。

5. 颌下淋巴结肿、压痛。

6. 体温升高。

牙髓炎引起的牙痛

1. 一般蛀牙、牙磨损、牙折裂等会引起牙痛。

2. 自发性阵发痛，并可向同侧头、面部放射，夜间疼痛尤其厉害，急性期发作时不能指出病牙部位。

3. 冷热刺激会加剧疼痛。

4. 轻叩病牙可有疼痛感。

● 选穴及治疗方法

刺络罐法

所选穴位：大椎、肩井。

治疗方法：让患者取坐位，在对穴位皮肤进行常规消毒后，先用三棱针点刺所选穴位，然后再用闪火法将罐吸拔在穴位上，留罐 10 ~ 15 分钟。每日 1 次。

涂药罐法

所选穴位：患侧颊车、下关、合谷。

治疗方法：让患者取坐位，先在颊车、下关穴位处涂上风油精，然后再用闪火法将罐吸拔在穴位上。随后再在合谷穴用出针罐法，留罐 10 ~ 15 分钟。每日 1 次。

拔罐选穴与治疗方法

精确取穴

下关 位于面部，耳前方，颧弓与下颌切迹所形成的凹陷处

大椎 位于颈部下端，第7颈椎棘突下凹陷处

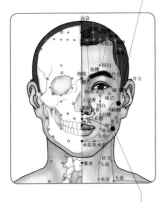

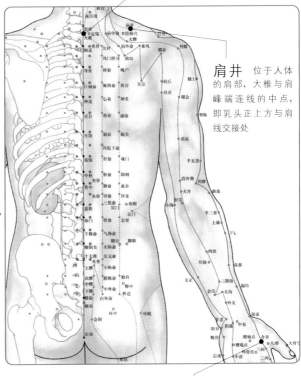

肩井 位于人体的肩部，大椎与肩峰端连线的中点，即乳头正上方与肩线交接处

颊车 位于面部，侧面下颌骨边角上，向鼻子斜方向约1厘米的凹陷处

合谷 手背第一、第二掌骨间，第二掌骨桡侧的中点处

选穴及操作步骤

● 刺络罐法　　　大椎　肩井

让患者取坐位	→	对穴位皮肤进行常规消毒	→	用三棱针点刺所选穴位	→	用闪火法将罐吸拔在穴位上，留罐10～15分钟

● 涂药罐法　　　颊车　下关　合谷

让患者取坐位	→	在颊车、下关穴位处涂上风油精	→	用闪火法将罐吸拔在穴位上	→	在合谷穴上用出针罐法，留罐10～15分钟

第十六章 皮肤科疾病

本章主要介绍白癜风、带状疱疹、玫瑰糠疹等八种在日常生活中发病率比较高、典型的皮肤科疾病的拔罐疗法。每小节的结构是先对疾病做一简介，然后再阐述治疗该种疾病所应选取的穴位和具体的拔罐操作步骤。

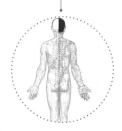

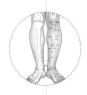
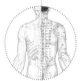
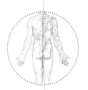
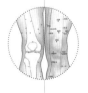

- 白癜风
  白癜风是一种原发性色素脱失性皮肤病。
- 带状疱疹
  带状疱疹是由水痘带状疱疹病毒引起的。
- 玫瑰糠疹
  玫瑰糠疹是一种圆形或椭圆形的玫瑰色斑疹。
- 皮肤瘙痒症
  皮肤瘙痒症是一种自觉瘙痒而无原发损害的皮肤病。
- 神经性皮炎
  神经性皮炎是以剧烈瘙痒为主要表现的皮肤性疾病。
- 湿 疹
  湿疹一般认为与变态反应或神经功能障碍等内外因素
- 有关。
  荨麻疹
- 荨麻疹是一种常见的变态反应疾病。
  银屑病
- 银屑病是皮肤出现红斑及伴有白色鳞屑。

本章看点

80 白癜风

白癜风，中医称"白癜"或者"白驳风"，是一种原发性色素脱失性皮肤病。虽然白癜风病没有什么肉体上的痛苦，但它却削弱了患者的健康皮肤和心灵，挫伤了人的精神，影响正常的生活、婚姻、工作和社会交往。

● 诊断

1. 人体各处皮肤均可出现大小不等、单个或多发的不规则白色斑块。白癜风虽然都表现为白色斑块，但是色素脱失的程度却不一样，可以表现为浅白色、乳白色、云白色和瓷白色。

2. 一般来说白斑和正常皮肤分界清楚，但是如果是处于进行期，白斑边缘也可以表现为模糊不清。白斑内毛发可呈白色，也可正常，也可黑白相间，毛发变白者疗效相对要差。一般来说白斑表面光滑，无鳞屑或结痂，感觉和分泌功能都正常。但也有少数病人感觉白斑处发痒，个别是剧痒，这种情况一般是在白斑发展和治疗见效的时候可以见到；还有少数白癜风患者白斑部位分泌的汗液有异味。

● 选穴及治疗方法

刺络罐法

所选部位：病损局部。

治疗方法：在对病损部位进行局部消毒后，先用三棱针在病损中心部位以梅花状分布进行点刺，然后再用闪火法将火罐吸拔在点刺部位以拔出污血，留罐10～15分钟。可三天进行1次治疗。

药罐法

所选穴位：皮损区、孔最、足三里、三阴交。

治疗方法：先将指肚大小的脱脂棉浸润到药液罐中，然后再将脱脂棉取出贴在玻璃罐壁的中部，随即用火点燃并立即罩在上述穴位上（是单侧穴位而不是双侧），留罐10～15分钟。治疗每日1次，每侧穴位连续吸拔10次，然后再改取另一侧的穴位，进行交替的拔罐治疗。

药液配方：木香、荆芥、川芎各10克，当归、赤芍、丹参、白蒺藜和牡丹皮各15克，鸡血藤20克，灵磁石30克，将之投入到体积分数为95%的酒精溶液中浸泡10日，然后去渣取汁200毫升，储存在玻璃瓶中密封备用。

拔罐选穴与治疗方法

精确取穴

足三里 位于外膝眼下3寸，距胫骨前缘1横指，胫骨前肌上

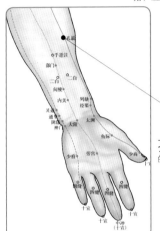

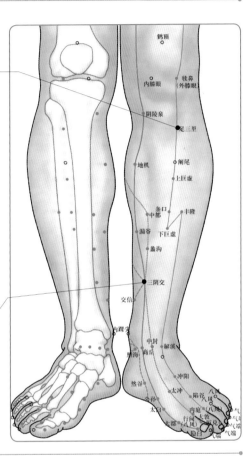

孔最 位于手腕的横纹上7寸处

三阴交 位于小腿内侧，足内踝尖上3寸，胫骨内侧缘后方

选穴及操作步骤

● 刺络罐法	病损局部	
对病损部位进行局部消毒	用三棱针在病损中心部位以梅花状分布进行点刺	用闪火法将火罐吸拔在点刺部位以拔出污血，留罐10～15分钟
● 药罐法	皮损区　孔最　足三里　三阴交	
将指肚大小的脱脂棉浸润到药液罐中	将脱脂棉取出贴在玻璃罐壁的中部	用火点燃并立即罩在上述穴位上（是单侧穴位而不是双侧），留罐10～15分钟

81 带状疱疹

带状疱疹是由水痘带状疱疹病毒引起的急性炎症性皮肤病，在中医上被称为"蛇丹"或"缠腰火丹"。主要表现为簇集性水疱，沿一侧周围神经作群集带状分布，伴有明显神经痛。初次感染表现为水痘，以后病毒可长期潜伏在脊髓后根神经节，免疫功能减弱可诱发水痘带状疱疹病毒再度活动，生长繁殖，沿周围神经分布区域及皮肤，发生带状疱疹。

● 诊断

1.发病突然，或先有痛感再有皮损。

2.皮损为成簇的小米粒到绿豆粒大小的丘疹或水疱。疱壁紧张，内容较清，亦可为血疱或脓疱。几簇水疱呈带状排列，簇与簇之间的皮肤正常。

3.均为单侧性，并与神经的走向一致。常见的发病部位为肋间神经、三叉神经分布的部位。若损害侵犯三叉神经第一支的，还会影响到眼结膜或角膜。

4.自觉痛或痒。痛的性质如神经痛，年龄越大痛势越明显。

5.病程一般在2周左右，但少数病例在皮损消退后神经痛的症状还延续很久。

● 选穴及治疗方法

刺络密排罐法

所选穴位：大椎、灵台、病灶处。

治疗方法：让患者取适当体位，常规消毒病灶部位皮肤后，用皮肤针重叩出血，随后快速用闪火法将罐密排吸拔于病灶处。在大椎、灵台穴位采用刺络罐法，留罐15分钟。若局部疱疹溃破、渗液多时，可以涂上些龙胆紫药水。每日1次，7次为1个疗程。

刺络罐法

所选穴位：身柱、脾俞、阿是穴。

治疗方法：让患者取适当体位，在将穴位皮肤进行常规消毒后，用三棱针点刺或者皮肤针叩刺穴位，随后再用闪火法将火罐吸拔在点刺穴位上，留罐10～15分钟。每日1次或者隔日1次均可。

拔罐选穴与治疗方法

精确取穴

身柱 位于人体背部，后正中线上，第3胸椎棘突下凹陷处

大椎 位于颈根后，第7颈椎棘突和第1胸椎棘突之间

灵台 位于人体的背部，后正中线上，第6胸椎棘突下凹陷处

脾俞 位于人体背部，第11胸椎棘突下，旁开1.5寸

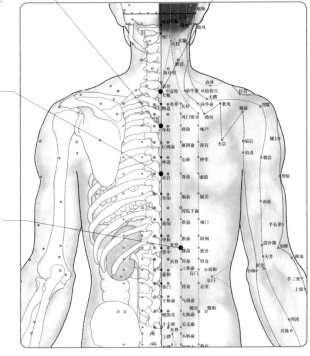

选穴及操作步骤

● **刺络密排罐法** 大椎 灵台 病灶处		
让患者取适当体位 →	常规消毒病灶部位皮肤后，用皮肤针重叩出血，随后快速用闪火法将罐密排吸拔于病灶处 →	在大椎、灵台穴位采用刺络罐法，留罐15分钟
● **刺络罐法** 身柱 脾俞 阿是穴		
让患者取适当体位 →	在将穴位皮肤进行常规消毒后，用三棱针点刺或者皮肤针叩刺穴位 →	用闪火法将火罐吸拔在点刺穴位上，留罐10～15分钟

玫瑰糠疹是一种圆形或椭圆形的玫瑰色斑疹，其表面附有糠状鳞屑，病因不明，发病可能与病毒感染有关。有一定的季节性，多在春、秋季节发病。

● 诊断

初起的损害是在躯干或四肢某处出现直径1～3厘米大小的玫瑰色淡红斑，有细薄的鳞屑，被称为前驱斑，数目为1～3个。约1～2周以后，躯干与四肢出现大小不等的红色斑片，常对称分布。开始于躯干，以后逐渐发展至四肢。斑片大小不一，直径一般为0.2～1.0厘米大小，常呈椭圆形，斑片中间有细碎的鳞屑，而四周圈状边缘上有一层游离缘向内的薄弱鳞屑，斑片的长轴与肋骨或皮纹平行。可伴有不同程度的瘙痒。少数病人的皮损仅限于头颈部或四肢部位发生。本病有自限性，病程一般为4～8周，但也有数月，甚至7～8个月不愈者，自愈或痊愈后一般不复发。

● 选穴及治疗方法

刺络罐法一

所选穴位：大椎、身柱、肩髃、曲池。

治疗方法：患者取坐位或俯卧位，暴露穴区，皮肤常规消毒后，用三棱针快速点刺穴位，然后用闪火法将罐吸拔在穴位上，留罐15～20分钟，以局部红紫并出血1毫升为度。每日1次，10次为1个疗程。

刺络罐法二

所选穴位：大椎、风门、肝俞、身柱、肺俞、脾俞。

治疗方法：患者取俯伏位，常规消毒穴位皮肤后，用三棱针点刺穴位出血，然后用闪火法将火罐吸拔在点刺的穴位上，留罐15分钟左右。每日或隔日1次，两组穴交替使用，一般3～5次皮疹可消退。

● 注意事项

发病和治疗期间，少去公共场所，忌食辛辣腥膻等刺激性食物。

拔罐选穴与治疗方法

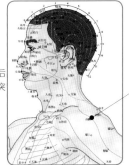

肩髃 位于肩部，三角肌上，臂外展，或向前平伸时，肩峰前下方凹陷处

身柱 位于人体后背部，后正中线上，第 3 胸椎棘突下凹陷处

大椎 位于人体颈部后正中线上，第 7 颈椎棘突下凹陷处

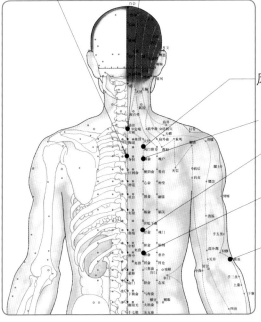

风门 位于第 2 胸椎棘突下，旁开 1.5 寸处

肺俞 位于第 3 胸椎棘突下，旁开 1.5 寸处

肝俞 位于背部，第 9 胸椎棘突下，旁开 1.5 寸

脾俞 位于第 11 胸椎棘突下，脊中旁开 1.5 寸处

曲池 位于屈肘成直角，在肘弯横纹尽头筋骨间凹陷处

选穴及操作步骤

● 刺络罐法一	大椎　身柱　肩髃　曲池	
患者取坐位或俯卧位，暴露穴区，皮肤常规消毒	→ 用三棱针快速点刺穴位	→ 然后用闪火法将罐吸拔在穴位上，留罐 15～20 分钟，以局部红紫并出血 1 毫升为度
● 刺络罐法二	大椎　风门　肝俞　身柱　肺俞　脾俞	
患者取俯伏位，常规消毒穴位皮肤	→ 用三棱针点刺穴位出血	→ 然后用闪火法将火罐吸拔在点刺的穴位上，留罐 15 分钟左右

第十六章　皮肤科疾病

83 皮肤瘙痒症

皮肤瘙痒症，是一种自觉瘙痒而无原发损害的皮肤病。由于不断搔抓，常有抓痕、血痂、色素沉着及苔藓样变等继发损害。本病临床上有泛发性和局限性两种。

● 诊断

1.常见症状：剧烈瘙痒。可见于全身或局限于肛门、阴囊或女性阴部。为阵发性痒感剧烈，常在夜间加重，影响睡眠。病人常用手抓挠不止，继发皮损。因抓挠过度而发生抓痕、血瘀，日久可出现湿疹化、苔藓样变及色素沉着。

2.根据病史、病情等进行诊断思考，如：皮肤瘙痒为突出表现，全身无明显不适者，多为皮肤科疾病。因食物、药物、虫毒或其他物质变态反应、侵袭或中毒所致出疹，如漆疮、药毒、粉花疮、食鱼蟹中毒、野屎风、水毒、沙虱病、恶虫叮咬等，一般可通过病史询问而进一步明确诊断，且多伴有瘙痒、风团、水肿等症。年老体弱、气血亏虚者，其皮肤瘙痒，多为血虚风燥。由情绪波动而引发皮肤瘙痒，多为肝郁血虚。

● 选穴及治疗方法

出针罐法

所选穴位：大椎、肺俞、心俞、肝俞、膈俞、脾俞。

治疗方法：患者俯卧位，消毒穴位皮肤后，用2寸毫针先针刺大椎穴，针尖向上斜刺0.5~1.0寸，其余穴位针尖向脊柱斜刺1.0~1.5寸，以有酸、麻、胀、沉针感为宜，留针20分钟。起针后不按针孔，然后在上述穴位用闪火法将火罐吸拔在穴位上，留罐10~15分钟，以针孔处拔出血液或组织液为宜。每日1次，亦可隔日1次，10次为1个疗程。

刺络罐法

所选穴位：大椎、肺俞、脾俞、胃俞。

治疗方法：患者俯卧位，消毒背部皮肤，医者用梅花针自颈部以中度刺激叩刺至骶部，再重点叩刺大椎、肺俞、脾俞、胃俞穴部位，使其局部微出血，然后选用大小适度的火罐，在脊柱两侧出血部位，用闪火法吸拔火罐，留罐10~15分钟。隔日1次，连续3次为1个疗程。

拔罐选穴与治疗方法

精确取穴

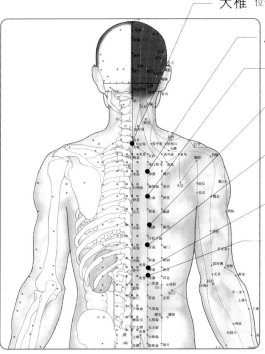

大椎 位于人体颈部后正中线上，第7颈椎棘突下凹陷处

肺俞 位于第3胸椎棘突下旁开1.5寸处

心俞 位于第5胸椎棘突下，旁开1.5寸处

膈俞 位于在背部，第7胸椎棘突下，旁开1.5寸处

肝俞 位于在背部，第9胸椎棘突下，旁开1.5寸处

脾俞 位于第11胸椎棘突下，脊中旁开1.5寸处

胃俞 位于背部，第12胸椎棘突下，旁开1.5寸处

选穴及操作步骤

● **出针罐法**	大椎、肺俞、心俞、肝俞、膈俞、脾俞
患者俯卧位，消毒穴位皮肤后 ➡	用2寸毫针先针刺大椎穴，针尖向上斜刺0.5～1.0寸，其余穴位针尖向脊柱斜刺1.0～1.5寸，以有酸、麻、胀、沉针感为宜，留针20分钟
➡	起针后不按针孔，然后在上述穴位用闪火法将火罐吸拔在穴位上，留罐10～15分钟，以针孔处拔出血液或组织液为宜
● **刺络罐法**	大椎、肺俞、脾俞、胃俞
患者俯卧位，消毒背部皮肤 ➡	医者用梅花针自颈部以中度刺激叩刺至骶部，再重点叩刺大椎、肺俞、脾俞、胃俞穴部位，使其局部微出血
➡	然后选用大小适度的火罐，在脊柱两侧出血部位，用闪火法吸拔火罐，留罐10～15分钟。

84 神经性皮炎

神经性皮炎，又称慢性单纯性苔藓，是一种慢性的以剧烈瘙痒为主要表现的皮肤性疾病。这种疾病好发于颈部、四肢、腰骶，常为对称性分布。神经性皮炎为常见多发性皮肤病，多见于青年和成年人，儿童一般不发病，夏季多发或季节性不明显。

● 诊断

1. 皮疹好发于颈部、四肢伸侧及腰骶部、腘窝、外阴等部位。

2. 自觉剧痒，病程慢性，可反复发作或迁延不愈。

3. 常先有局部瘙痒，经反复搔抓摩擦后，局部出现粟粒状绿豆粒大小的圆形或多角形扁平丘疹，呈皮色、淡红或淡褐色，稍有光泽，以后皮疹数量增多且融合成片，成为典型的苔藓样皮损，皮损大小形态不一，四周可有少量散在的扁平丘疹。

● 选穴及治疗方法

刺络罐法

所选穴位：大椎、身柱、肺俞和病灶处。

治疗方法：让患者采用适当体位，对相应穴位及病灶处皮肤进行常规消毒后，先用三棱针点刺相应穴位，随后再用皮肤针对病灶处叩刺出血，最后再用闪火法将火罐吸拔在穴位及病灶处，留罐 10 ~ 15 分钟。每 2 日 1 次。

综合药罐法

治疗方法：病灶部位。

操作步骤：在病灶部分可用敷蒜罐（即先将蒜捣烂敷在病灶处再拔罐）或涂药罐（即先在病灶处涂上体积分数为 5% 或 10% 的碘酒再拔罐），如病灶处面积较大，可在其上多拔几个药罐，留罐 10 ~ 15 分钟。起罐后在病灶处再用艾条温和灸大约 15 分钟。每日 1 次，10 次为 1 个疗程。

● 注意事项

本病患者在治疗期间，饮食宜清淡，应忌食鱼虾、羊肉和辛辣等刺激性食物，尤其要忌烟、酒等。

拔罐选穴与治疗方法

大椎 位于颈部下端，第7颈椎棘突下凹陷处

身柱 位于人体背部，后正中线上，第3胸椎棘突下凹陷处

肺俞 位于人体背部，第3胸椎棘突下，旁开1.5寸处

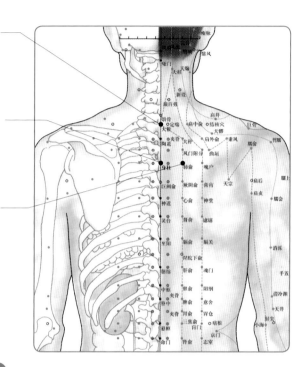

第十六章 皮肤科疾病

选穴及操作步骤

● 刺络罐法　　　大椎　身柱　肺俞和病灶处

让患者采用适当体位 → 对相应穴位及病灶处皮肤进行常规消毒 → 用三棱针点刺相应穴位 → 用皮肤针对病灶处叩刺出血 → 用闪火法将火罐吸拔在穴位及病灶处，留罐10～15分钟

● 综合药罐法　　　病灶部位

在病灶部分可用敷蒜罐（即先将蒜捣烂敷在病灶处再拔罐）或涂药罐（即先在病灶处涂上体积分数为5%或10%的碘酒再拔罐），如病灶处面积较大，可在其上多拔几个药罐，留罐10～15分钟 → 起罐后在病灶处再用艾条温和灸大约15分钟

85 湿疹

湿疹是最常见的一种急性或慢性的炎症性皮肤病，主要表现为剧烈瘙痒、皮损多形性、对称分布、有渗出倾向、慢性病程、易反复发作等，任何年龄、任何部位都可能发生。湿疹的病因尚不十分清楚，一般认为与变态反应或神经功能障碍等多种内外因素有关。

◉ 诊断

1. 湿疹一般演变过程为，各个阶段的损害可同时存在，构成了湿疹皮肤损害多形性的特点。

2. 根据病程及皮肤损害的不同，湿疹可分为急性和慢性两种。急性损害多形性，有复发和发展成慢性的倾向；慢性湿疹损害常为局限性，边缘较清楚，皮肤有显著浸润和变厚。

3. 阵发性剧痒，洗澡、饮酒、被窝过暖及精神紧张后瘙痒更严重。有时影响睡眠。

◉ 选穴及治疗方法

刺络罐法一

所选穴位：大椎、曲池、三阴交、病变局部。

治疗方法：在常规消毒穴位皮肤后，要先用 1.5 寸毫针迅速刺入相应穴位中。对于大椎穴要给予中强刺激；而对于曲池和三阴交穴则要给予强刺激，并且针感要向四周扩散。病变局部在常规消毒后，用皮肤针叩刺并使病变部位出血，然后再用闪火法将火罐吸拔在叩刺部位，留罐 15 分钟。依此法每周治疗 2 ~ 3 次。

刺络罐法二

所选穴位：肺俞、委阳

治疗方法：让患者取俯卧位，露出后背和双腿。消毒穴位皮肤后，用三棱针快速点刺肺俞穴并用手指挤压针眼使之出血，随后将罐吸拔在穴位上。背部做完后，再依照此法将罐吸拔在腿部委阳穴上，留罐 10 ~ 15 分钟。隔日 1 次，3 次为 1 个疗程。

拔罐选穴与治疗方法

精确取穴

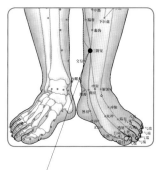

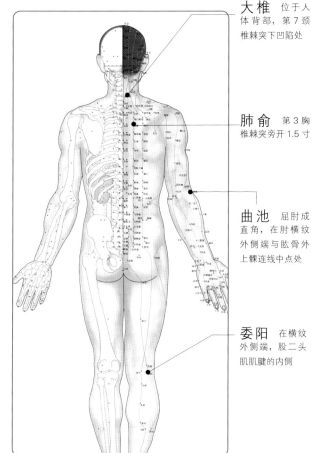

大椎 位于人体背部，第7颈椎棘突下凹陷处

肺俞 第3胸椎棘突旁开1.5寸

曲池 屈肘成直角，在肘横纹外侧端与肱骨外上髁连线中点处

委阳 在横纹外侧端，股二头肌肌腱的内侧

三阴交 小腿内侧，足内踝尖上3寸，胫骨内侧缘后方

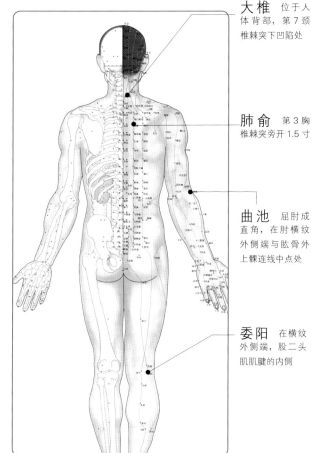

第十六章 皮肤科疾病

选穴及操作步骤

● **刺络罐法一**	大椎　曲池　三阴交　病变局部		
用针刺入相应穴及病变部位中	→	用闪火法将火罐吸拔在叩刺部位　→	留罐15分钟

● **刺络罐法二**	肺俞　委阳		
用三棱针快速点刺肺俞穴并用手指挤压针眼使之出血	→ 将罐吸拔在穴位上	→ 依照此法再将罐吸拔在腿部委阳穴上	→ 留罐10～15分钟

86 荨麻疹

荨麻疹俗称风疹块，是一种常见的变态反应疾病。根据临床诊断要点可分为寻常荨麻疹、寒冷性荨麻疹、日光性荨麻疹等。现代医学认为进食虾、蛋、奶，接触荨麻，吸入花粉、灰尘，虫蚊叮咬以及寒冷刺激、药物过敏反应等都可引起荨麻疹的发生。

● 诊断

1. 起病快，瘙痒明显，发作后短时间内可自行消退。一天可发作数次。

2. 皮损只表现为大小、形态不一的风团。若发生在睑、口唇等组织松弛部位并表现出特别明显的浮肿，此为血管神经性水肿。

3. 内脏可发生水肿，同时有胸闷、气急、腹痛、腹泻的表现，有时腹痛剧烈可误诊为急性腹痛。喉头水肿还可能会发生窒息。

4. 如皮损广泛，颜色特别红，全身症状（发热等）明显者，则可能是药物过敏反应引起，应详细询问病人在发作前有无服用药物及其他特殊食物史。

● 选穴及治疗方法

单纯火罐法

所选穴位：神阙。

治疗方法：患者取仰卧位，暴露脐部，采用闪火法将罐吸拔在穴位上（咨询医生后操作），留罐 5 ~ 10 分钟。起罐后再拔，连续 3 次为 1 次治疗，以局部皮肤有明显瘀血为佳。每日 1 次，3 次为 1 个疗程，疗程间隔为 3 ~ 5 日。

若属于虚寒体质或遇冷、冬季发作者，可于每次拔罐前用艾条温和灸神阙 10 ~ 15 分钟。

刺络罐法

所选穴位：委中。

治疗方法：让患者取俯卧位，消毒穴位皮肤后，用三棱针快速点刺穴位，使之微出血，然后用闪火法将玻璃罐吸拔在穴位上，留罐 5 ~ 10 分钟，出血量约 10 毫升，起罐后用干棉球擦净血迹。每日一次，一般 2 ~ 3 次即可治愈。

拔罐选穴与治疗方法

精确取穴

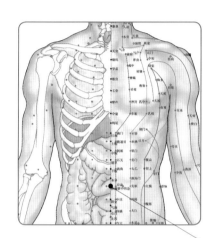

神阙 位于人体的腹中部，脐中央

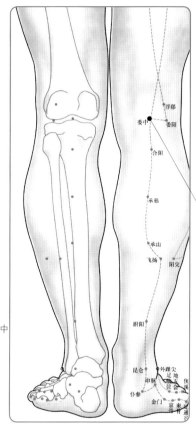

委中 位于膝部横纹中点，股二头肌肌腱与半腱肌肌腱下端的中间

选穴及操作步骤

● 单纯火罐法	神阙	
患者取仰卧位并暴露脐部 →	采用闪火法将罐吸拔在穴位上 (咨询医生后操作)，留罐 5 ~ 10 分钟 →	起罐后再拔，连续 3 次为 1 次治疗，以局部皮肤有明显瘀血为准

● 刺络罐法	委中		
让患者取俯卧位 →	对穴位皮肤进行消毒 →	用三棱针快速点刺穴位，使之微出血，用闪火法将玻璃罐吸拔在穴位上，留罐 5 ~ 10 分钟，出血量约 10 毫升 →	起罐后用干棉球擦净血迹

87 银屑病

银屑病中医又名"白 ",是一种以皮肤出现红斑及伴有白色脱屑为主要症状的皮肤病。这种疾病很常见而且易于复发,目前没有一种可以彻底根治此病的方法。现代医学中,甚至对于本病的病因都没有完全弄清楚,只是一般认为本病与遗传、感染、代谢障碍、内分泌失调和精神障碍有关。按照临床表现,此病可以分为寻常型、脓疱型、关节型、红皮型等,其中以寻常型最为常见。

● 诊断

1. 寻常型银屑病:皮疹一般发生在头皮、躯干、四肢伸侧,是在皮肤上出现红色的丘疹,渐扩大融合成斑片或斑块,表面有较厚的形状不规则的银白色磷屑,轻轻刮掉皮屑可看到薄薄的一层红膜,刮除红膜即可看到小小的出血点,有人称为"血露",医学上则称之为筛状出血。

2. 红皮型银屑病:是较严重、较少见的一种,此型是指在约全身皮肤的70%以上呈弥漫性红色,暗红色浸润性皮损,表面有大量糠皮样皮屑,口咽鼻及眼结膜可充血发红,患者常有发热畏寒、头疼及全身不适等症状。

● 选穴及治疗方法

刺络罐法

所选穴位:①大椎、风门、肝俞。

②肺俞、脾俞、身柱、血海。

治疗方法:让患者取俯伏位,常规消毒所选穴位的皮肤后,首先用三棱针点刺穴位,然后再用闪火法将罐吸拔在被点刺的穴位上,留罐 15 ~ 20 分钟。每日 1 次,每次吸拔一组穴位。

火针罐法

所选部位:皮损部位。

治疗方法:在对患病皮肤进行常规消毒后,采用粗火针密刺法。即先将针尖处用火烧至白亮状态,然后每隔 0.5 厘米就直刺 1 针(针刺的深度要穿透皮损部位的皮肤),然后再用闪火法将罐吸拔在针刺部位,留罐 3 ~ 5 分钟。在吸拔过程中可拔出少量血液,但一定要控制出血量,最多不超过 10 毫升。此种治疗方法每隔 3 日 1 次,连续 10 次为一疗程,一般应坚持 3 个疗程。在针刺后 3 日内,着针部位不要水洗。

拔罐选穴与治疗方法

精确取穴

大椎 位于颈部下端，第7颈椎棘突下凹陷处

身柱 位于人体背部，后正中线上，第3胸椎棘突下凹陷处

风门 位于人体背部，第2胸椎棘突下，旁开1.5寸处即是

肺俞 位于人体背部，第3胸椎棘突下，旁开1.5寸处

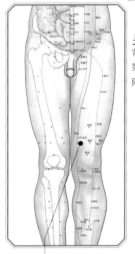

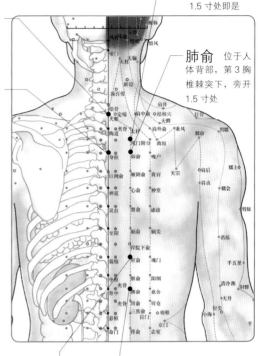

血海 位于人体大腿内侧，髌底内侧端上2寸，股四头肌内侧头的隆起处

肝俞 位于人体背部，第9胸椎棘突下，旁开1.5寸处

脾俞 位于人体背部，第11胸椎棘突下，旁开1.5寸处

选穴及操作步骤

● 刺络罐法	①大椎 风门 肝俞；②肺俞 脾俞 身柱 血海	
让患者取俯伏位，常规消毒穴位的皮肤	用三棱针点刺穴位	用闪火法将罐吸拔在被点刺的穴位上，留罐15～20分钟。
● 火针罐法	皮损部位	
对患病皮肤进行常规消毒	针尖火烧至白亮状态，每隔0.5厘米就直刺1针（针刺的深度要穿透皮损部位的皮肤）	闪火法将罐吸拔在针刺部位，留罐3～5分钟（在吸拔过程可拔出少量血液，但一定要控制出血量，最多不超过10毫升）。

附录：穴位速查图集

头面颈项部

风池穴

主治：此穴施治可起到醒脑明目、快速止痛、保健调理的功效；该穴对感冒、头痛、头晕、脑卒中、热病、颈项强痛、眼病、鼻炎、耳鸣、耳聋、咽喉疾患、腰痛等疾患，具有很好的调理保健效能；对高血压、脑震荡、面肌痉挛和荨麻疹也具有治疗效果。

正坐，举臂抬肘，肘约与肩同高，屈肘向头，双手置于耳后，掌心向内，指尖朝上，四指轻扶头（耳上）两侧。大拇指指腹位置凹陷处即是该穴位

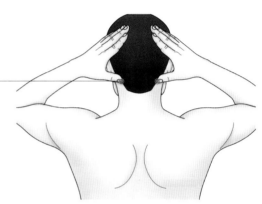

四白穴

主治：四白穴施治对眼睛保健、治疗近视有较好的疗效；还可以有效治疗目赤痛、目翳、眼睑动、口眼㖞斜、头痛眩晕等；还可以在一定程度上缓解神经系统疾病，如三叉神经痛、面神经麻痹、面肌痉挛等；对角膜炎、青光眼、夜盲、结膜瘙痒、角膜白斑、鼻窦炎、胆管蛔虫等，也有一定疗效。

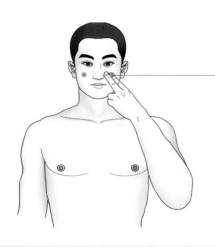

先以两手中指和食指并拢伸直，不要分开，然后中指指肚贴两侧鼻翼，食指指尖所按的位置即是

丝竹空穴

主治：该穴施治能够有效治疗各种头痛、头晕、目眩、目赤疼痛等疾患；对眼球充血、睫毛倒生、视物模糊、眼睑跳动等症状，也具有明显的疗效；可以使颜面神经麻痹、牙齿疼痛、癫痫等病症，得到很好的调理和改善。

正坐，举双手，四指指尖朝上，掌心向内，大拇指指腹，向内按两边眉毛外端凹陷处即是

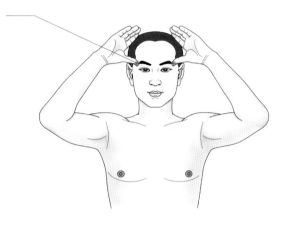

颊车穴

主治：颊车穴施治对于口眼㖞斜具有特殊的疗效；对于治疗牙关不开、颜面神经麻痹、声嘶沙哑、颌颊炎、颈部痉挛等病都有良好的效果；对腮腺炎、下牙痛等病症，也具有良好的保健和治疗功效。

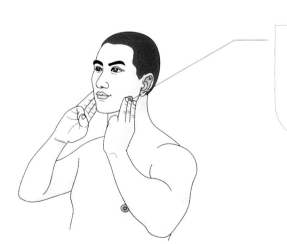

正坐或仰卧，轻咬牙，双手大、小指稍曲，中间三指伸直，中间三指放于下巴颊部，中指指腹压在咬肌隆起处即是

百会穴

主治：百会穴施治具有开窍宁神的作用，能治疗失眠、神经衰弱；有平肝息风的作用，能治疗头痛、眩晕、休克、高血压、脑卒中失语、脑贫血、鼻孔闭塞等疾患；还有升阳固脱的作用，能治疗脱肛、子宫脱垂等疾患。

正坐，举双手，虎口张开，大拇指指尖碰触耳尖，掌心向头，四指朝上。双手中指在头顶正中相碰触所在穴位即是

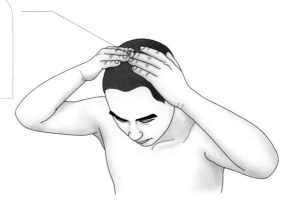

下关穴

主治：此穴施治具有消肿止痛、聪耳通络、疏风清热、通关利窍的作用；能够有效治疗耳聋、耳鸣、耳化脓等疾病；对于齿痛、口歪、面痛、牙关紧闭、面神经麻痹都有良好的疗效；下颌脱臼、颞下颌关节炎、颞下颌关节功能紊乱综合征等，也可利用下关穴进行治疗。

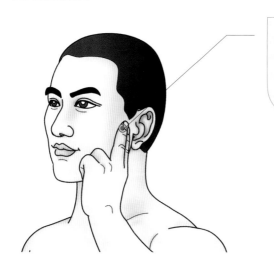

正坐或仰卧、仰靠，闭口，手掌轻握拳，食指和中指并拢，食指贴于耳垂旁，中指指腹所在位置即是

攒竹穴

主治：利用攒竹穴能够治疗癫痫、头晕、头顶痛、鼻渊、目赤肿痛、小儿惊风等疾病；在现代中医临床中，经常利用这个穴位治疗高血压、鼻炎、脑卒中后引起的偏瘫等疾病。

正坐轻闭双眼，两手肘撑在桌面，双手手指交叉，指尖向上，将两大拇指指腹由下往上置于眉棱骨凹陷处，则拇指指腹所在的位置即是该穴

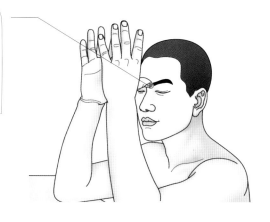

大椎穴

主治：大椎穴施治有解表通阳、清脑宁神的作用，能够快速退烧；还能够治疗感冒、肩背痛、头痛、咳嗽、气喘、中暑、支气管炎、湿疹、血液病等疾患；还能够有效治疗体内寄生虫、扁桃体炎、尿毒症等。

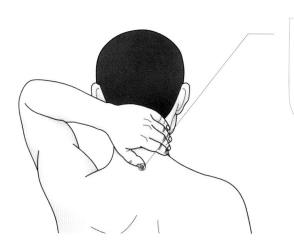

正坐或俯卧，伸左手由肩上反握对侧颈部，虎口向下，四指扶右侧颈部，指尖向前，拇指腹所在位置的穴位即是

太阳穴

主治：此穴施治有清肝明目，通络止痛的作用。可以治疗眼睛疲劳、牙痛等疾病；还可以治疗偏正头痛、神经血管性头痛、三叉神经痛、目赤肿痛、视神经萎缩等。对初期白内障也有疗效。

该穴位于耳廓前面，前额两侧，外眼角延长线的上方。在两眉梢后的凹陷处

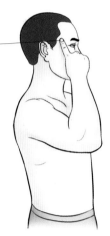

印堂穴

主治：此穴施治有清头明目、通鼻开窍作用。可以治疗头痛、头晕、鼻炎、目赤肿痛、三叉神经痛；还可治疗前头痛、失眠、高血压、鼻塞、流鼻涕、鼻部疾病、目眩、眼部疾病等。

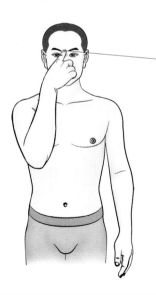

采用正坐、仰靠或仰卧姿势，面部两眉头连线中点即是

胸腹胁部

归来穴

主治：利用此穴能够治疗疝气、月经不调、不孕、带下病、子宫内膜炎、阳痿、睾丸炎、阴茎病、男女生殖器等病症；对腹痛、虚弱、畏寒等病症，具有良好的调理保健功能。

仰卧，左手五指并拢，拇指贴于肚脐处，其余四指位于肚脐下，找到肚脐正下方小指所在的位置，并以此为基点，翘起拇指，并拢其余四指，手指朝下，则小指所在的位置即是左穴。以同样方法找到右穴

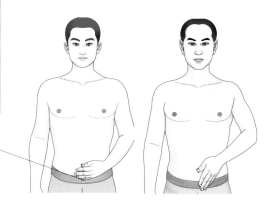

大横穴

主治：这个穴位施治具有清热降温的功效；对腹痛、泄泻、便秘、肠炎、腹中积聚等不适症状，具有显著的疗效。

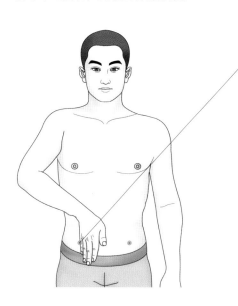

正坐或仰卧，右手五指并拢，手指朝下，将拇指放于肚脐处，则小指边缘与肚脐所对的位置即是。再依此法找出左边穴位

肩髃穴

主治：此穴施治具有祛风湿、通经络的作用；这个穴位对臂痛不能举、胁肋疼痛等症状，具有明显的缓解和治疗作用；还可以治疗肩周炎、脑卒中偏瘫等疾患；对荨麻疹、脑血管后遗症、肋间神经痛等，也具有明显疗效。

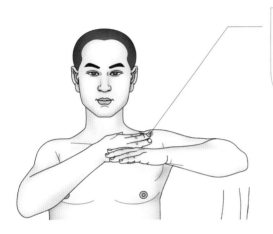

正坐或仰卧，将右手三指（食指、中指、无名指）并拢，放在胸窝上，中指指腹所在的锁骨外端下即是

膻中穴

主治：此穴施治具有通窍聪耳、泄热镇惊的作用；对于头痛、耳鸣、耳痛、耳聋、耳肿流脓、中耳炎、视网膜出血、小儿惊痫、呕吐涎沫等症状，具有明显的缓解和治疗作用；还能够治疗呼吸系统的一些疾病，如喘息、哮喘，并对其他如身热、胁肋痛等病症也有调理、改善的作用。

正坐，伸双手向胸，手掌放松，约成瓢状，掌心向下，中指指尖置于双乳的中点位置即是

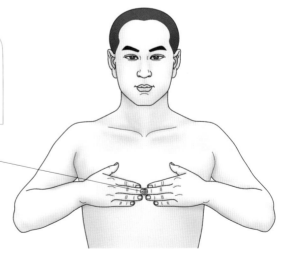

中府穴

主治："主腹胀，四肢肿，食不下，喘气胸满，肩背痛，呕秽，呃逆上气，肺气急，肺寒热，胸悚，胆热呕逆，嗌唾浊涕，风汗出，皮痛面肿，少气不得卧，伤寒胸中热。"利用此穴还可以泻除胸中及体内的烦热，是支气管炎及气喘的保健特效穴；对于扁桃体炎、心脏病、胸肌疼痛、头面及四肢浮肿等症，调理此穴也有保健功效。

正坐，屈肘抬臂，大约与肩同高，以另一手中指按压肩尖下，肩前呈现凹陷处即是

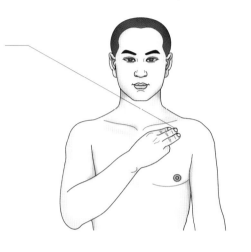

曲骨穴

主治：利用此穴可治疗少腹胀满、小便淋沥、遗尿、疝气、遗精阳痿、阴囊湿痒、月经不调、赤白带下、痛经等症。

平躺，将一手掌放于腹部，掌心朝内，拇指刚好位于肚脐眼，无名指所处的位置即是

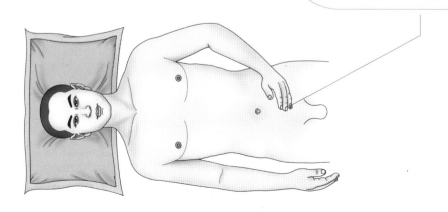

乳根穴

主治：有调气降逆、宽胸利膈的作用，利用此穴能够治疗支气管哮喘、支气管炎、咳嗽、气喘、咯唾脓血、胸痹心痛、心悸、心烦等疾病；对乳腺炎、乳汁过少、肋间神经痛等病症，有很好的调理和保健作用。

仰卧或正坐，轻举两手，覆掌于乳房，拇指在乳房上，其余四指在乳房下，食指贴于乳房边缘，食指指腹所在的位置即是

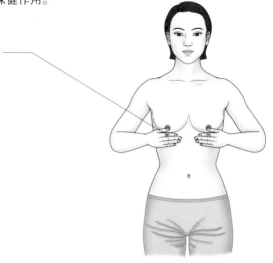

关元穴

主治：利用关元穴能够治疗阳痿、早泄、月经不调、崩漏、带下病、不孕、子宫脱垂、闭经、遗精、遗尿、痛经、小腹痛、腹泻、腹痛、痢疾、完谷不化等病症；对全身衰弱、尿路感染、肾炎、疝气、脱肛、脑卒中、尿道炎、盆腔炎、神经衰弱、小儿消化不良等疾患，都有很好的疗效，而且有调理、改善的功能。

正坐，双手置于小腹，掌心朝下，左手中指指腹所在位置的穴位即是

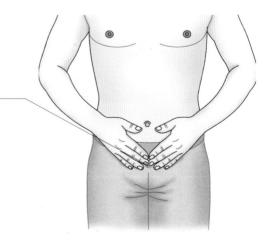

神阙穴

主治：此穴施治有温阳固脱、健运脾胃的作用，对小儿泻痢有特效；利用此穴能够治疗急慢性肠炎、痢疾、脱肛、子宫脱垂、水肿、脑卒中、中暑、不省人事、肠鸣、腹痛、泻痢不止等疾患。

在肚脐正中取穴即可

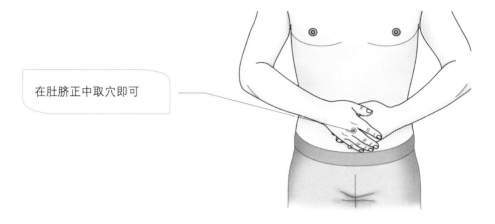

天枢穴

主治：利用天枢穴能够治疗便秘、腹泻、肠鸣等病症；对腹痛、虚损劳弱、伤寒等疾病有很好的抑制作用；对中暑呕吐、男性生殖器疾病、月经不调、不孕等病症也有很好的调理保健疗效。

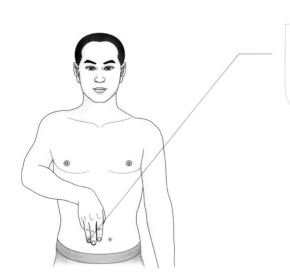

仰卧或正坐，双手手背向外，拇指与小指弯曲，中间三指并拢，以食指指腹贴于肚脐，无名指所在的位置即是

中极穴

主治：中极穴施治有助气化、调胞宫、利湿热的作用，利用此穴能治疗遗精、阳痿、月经不调、痛经、带下病、子宫脱垂、早泄、产后恶露不止、胞衣不下、水肿等病症；对遗溺不禁、疝气、不孕、崩漏、白浊、积聚疼痛、阴痛、阴痒、阴挺等症状，也有很好的调理和保健作用。

正坐，双手置于小腹，掌心朝下，左手中指指腹所在位置即是该穴

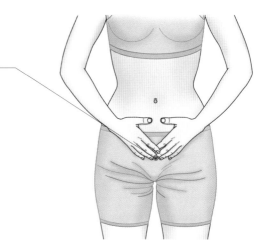

巨阙穴

主治：对于治疗胃肠疾病很有疗效。利用此穴可以治疗胸痛、心痛、心烦、惊悸、尸厥、癫狂、痫症、健忘、胸满气短、咳逆上气、腹胀暴痛、呕吐、呃逆、噎嗝、吞酸、黄疸、泄痢。

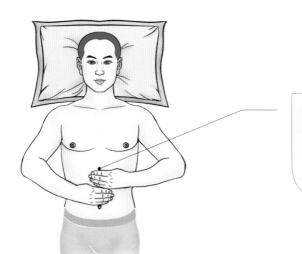

仰卧，双手四指并拢，上下叠加。一手的小拇指位于肚脐上缘，另一手的食指上缘所在位置即是

气海穴

主治： 此穴可针对虚脱、形体羸瘦、脏气衰惫、乏力等气虚病症，水谷不化、绕脐疼痛、腹泻、痢疾、便秘等肠腑病症，小便不利、遗尿、遗精、阳痿、疝气；月经不调、痛经、闭经、崩漏、带下、阴挺、恶露不尽、胞衣不下等妇科病症进行施治。

取仰卧位，食指与中指并拢，将食指横放中线处，位于肚脐下缘，与之相对中指下缘处即是该穴

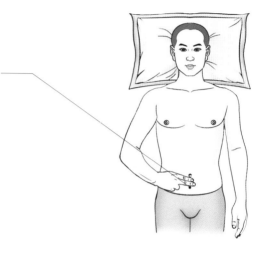

京门穴

主治： 此穴施治有健腰、利水、消胀功效。利用此穴可以治疗腹胀、小腹痛、里急、洞泄、水道不通、溺黄、腰痛、骨痹痛引背等病症，对肾炎、肋间神经痛也有疗效。

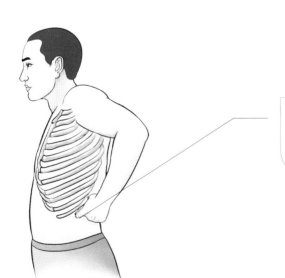

侧位，用手摸到第 12 根肋骨，其游离端下方凹陷处即是该穴

中脘穴

主治：此穴对消化系统疾病，如腹胀、腹泻、腹痛、腹鸣、吞酸、呕吐、便秘、黄疸等施治有效，此外对一般胃病、食欲不振、目眩、耳鸣、青春痘、精力不济、神经衰弱也很有效。此穴位为人体任脉上的主要穴道之一，利用此穴可以治疗恶心、烧心、嗳气、慢性肝炎、慢性胃炎、胃痛等病症。

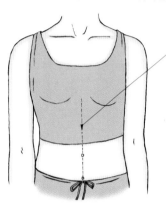

取胸骨剑突与脐的中间点即是

肩背腰骶部

风门穴

主治：此穴施治具有宣通肺气、调理气机的作用；能够有效治疗各种风寒感冒发热、恶寒、咳嗽、支气管炎等疾病；这个穴位对预防感冒、头颈痛、胸背痛、荨麻疹、呕逆上气等病症，都具有很好的保健和调理作用；对剧烈的哮喘具有迅速缓解的作用；此穴位还可以有效治疗背部青春痘。

正坐头微向前俯，双手举起，掌心向后，并拢食指、中指，其他手指弯曲，越过肩伸向背部，将中指指腹置于大椎下第二个凹洼（第二胸椎与第三胸椎间）的中心，则食指指尖所在的位置即是该穴

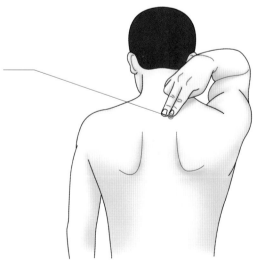

大杼穴

主治：本穴施治能清热除燥、止咳通络；长期按压这个穴位，能够有效治疗咳嗽、发热、肩背痛等疾病。

正坐头微向前俯，掌心向后，并拢食指、中指，其他手指弯曲，越过肩伸向背部，将中指指腹置于颈椎末端最高的骨头尖下的棘突（第一胸椎的棘突）下方，则食指指尖所在的位置即是该穴

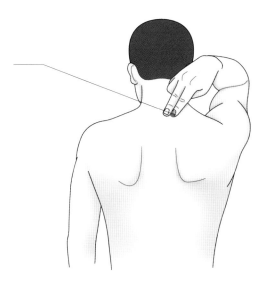

肩井穴

主治：此穴施治对肩背痹痛、手臂不举、颈项强痛等病疾，具有特殊疗效；长期按摩这个穴位，对乳痈、脑卒中、瘰疬、难产、乳腺炎、功能性子宫出血、产后子宫出血、神经衰弱、半身不遂、脑贫血、脚气、狐臭等症状，都具有缓解、调理、治疗和保健的作用。

正坐，交抱双手，掌心向下，放在肩上，以中间三指放在肩颈交会处，中指指腹所在位置的穴位即是

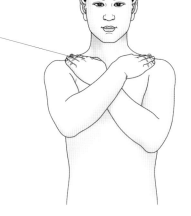

身柱穴

主治：这个穴位施治对气喘、感冒、咳嗽、肺结核，以及因为咳嗽导致的肩背疼痛等疾患，具有特殊的疗效；利用此穴还能够有效治疗虚劳喘咳、支气管炎、肺炎、百日咳，并且对疗疮肿毒还具有非常明显的效果；长期按压这个穴位，对脊背强痛、小儿抽搐、癔病、热病、脑卒中不语等病症，具有很好的调理和保健作用。

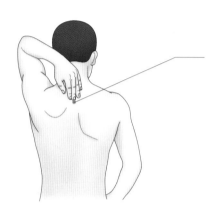

正坐或俯卧，伸左手由肩上尽力向后，中指指尖所在的位置即是

天宗穴

主治：此处穴位施治，具有疏通肩部经络、活血理气的作用；是治疗女性急性乳腺炎、乳腺增生的特效穴位，按摩此穴位，对于乳房疼痛、乳汁分泌不足、胸痛也有明显的疗效；按压此穴位，能够治疗肩胛疼痛、肩背部损伤、上肢不能举等局部疾病；长期揉按此处穴位，还对气喘、颊颌肿等病症具有缓解作用。

以对侧手，由颈下过肩，手伸向肩胛骨处，中指指腹所在的肩胛骨冈下窝的中央处即是该穴

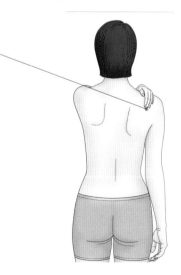

命门穴

主治：此穴施治对肾气不足、精力衰退，有固本培元的作用，对腰痛、腰扭伤、坐骨神经痛有明显疗效；利用此穴能治疗阳痿、遗精、月经不调、头痛、耳鸣，四肢冷等疾患；长期按压此穴，能治小儿遗尿。

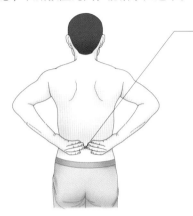

正坐，伸两手至背腰后，拇指在前，四指在后。左手中指指腹所在位置的穴位即是

上 肢 部

尺泽穴

主治：此穴施治对无名腹痛有特效；对咳嗽、气喘、肺炎、支气管炎、咽喉肿痛有一定疗效；尺泽穴是最好的补肾穴，通过降肺气而补肾，最适合高血压患者；患有肘臂肿痛、皮肤痒、过敏等病症者，长期按压此穴，会有很好的调理保健功效。

伸臂向前，仰掌，掌心朝上。微微弯曲约35°。以另手手掌由下而上轻托肘部。弯曲拇指，指腹所在的肘窝中一大凹陷处即是

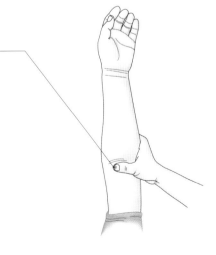

孔最穴

主治：利用此穴能治疗大肠炎及痔疮；对于身体热病、头痛、吐血、肺结核、手指关节炎、咳嗽、嘶哑失声、咽喉痛等病症都有很好的调理保健功效；能治疗支气管炎、支气管哮喘、肺结核、肺炎、扁桃体炎、肋间神经痛等。

手臂向前，仰掌向上，以另手握住手臂中段处。用拇指指甲、垂直下压即是该穴。左右手臂各有一穴

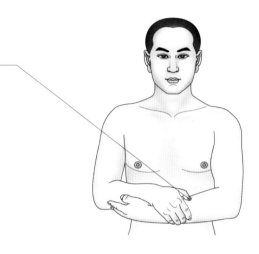

鱼际穴

主治：此穴施治在调理声带疾患、长茧、失音上有很好的功效；对于头痛、眩晕、神经性心悸亢进症、胃出血、咽喉炎、咳嗽、汗不出、腹痛、风寒、脑充血、脑贫血等病症，长期按压此穴会有很好的调理保健效能；还可以利用此穴治疗支气管炎、肺炎、扁桃体炎、咽炎、小儿单纯性消化不良等。

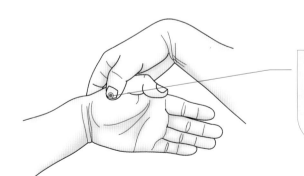

以一手手掌轻握另手手背，弯曲拇指，以指甲尖垂直下按第一掌骨侧中点的大鱼际处即是

少商穴

主治：遇到流行性感冒、腮腺炎、扁桃腺炎或者小儿惊风、喉部急性肿胀、呃逆等，都可以用"少商穴"来调治；可以开窍通郁。对于治疗小儿食滞吐泻、唇焦、小儿慢性肠炎，都具有良好的功效，能够散邪清热；在昏厥、癫狂、拇指痉挛时，按压此穴，能有很好的缓解功效；同时，对于神经系统的疾病，如休克、精神分裂症、癔病、失眠也具有疗效。

将拇指伸出，以另一手食指、中指轻握，再将另手拇指弯曲，以指甲甲尖垂直掐按拇指甲角边缘即是

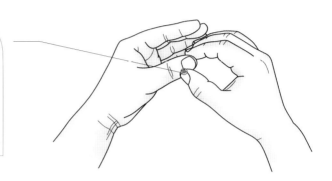

商阳穴

主治：利用此穴对于治疗胸中气闷、哮喘咳嗽、四肢肿胀、热病无汗都有特殊的疗效；患有咽喉肿痛、牙痛、脑卒中昏迷、手指麻木、耳鸣、耳聋等病症的人，长期按压此处穴位，具有很好的调理保健效果；还能治疗齿痛、颔肿、青盲；经常通过此穴施治来治疗咽炎、急性扁桃体炎、腮腺炎、口腔炎、急性胃肠炎、脑卒中昏迷等。

以右手轻握左手食指，左手掌背朝上，屈曲右手拇指以指甲尖垂直掐按靠拇指侧的位置即是

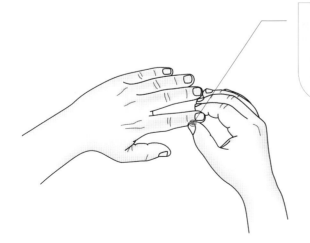

合谷穴

主治：通过对此穴的施治，可以降低血压、镇静神经、调整机体功能，开关节而利痹疏风，行气血而通经清瘀；能治头面的各种症状，不但对牙齿、眼、喉有良好的保健功效，还能止喘、疗疮等；长期按压此穴，对反射性头痛、耳鸣、耳聋、鼻炎、蓄脓症、扁桃腺炎、视力模糊、呼吸困难、肩胛神经痛、痰阻塞、窒息、虚脱、失眠、神经衰弱等症都有很好的调理保健效能。

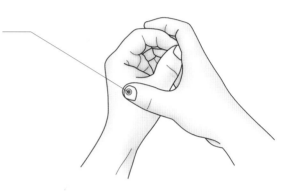

手轻握空拳，弯曲拇指与食指，两指指尖轻触、立拳，以另手掌轻握拳外侧，以拇指指腹垂直下压即是该穴

曲池穴

主治：此穴施治对大肠功能障碍、肠炎、肚腹绞痛等，有很好的保健调理效果；可以清热解毒，缓解皮肤过敏、奇痒难忍、被蚊虫叮咬之后的红肿状况，并能够凉血润燥；长期按压此穴，对结膜炎、眼睑炎、荨麻疹、湿疹、齿槽出血、甲状腺肿等疾病，有很好的调理保健效果；现代中医临床常用来治疗肩肘关节疼痛、上肢瘫痪、流行性感冒、扁桃体炎、急性胃肠炎等。

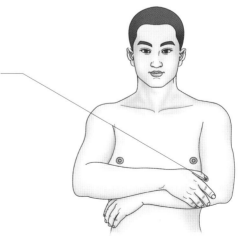

正坐，轻抬左臂，屈肘，将手肘内弯，用另一手拇指下压此处凹陷处即是

少海穴

主治：此处穴位施治具有宁神通络的作用，主要治疗神经衰弱、头痛目眩、心痛、牙痛、肋间神经痛等；对于前臂麻木、肘关节痛、肘关节周围软组织疾患、臂麻手颤、肘臂挛痛等症状，具有良好的调理和保健作用；现代中医临床中，常利用此穴位治疗癫病、精神分裂症、尺神经麻痹、肋间神经痛等。

正坐，抬手，手肘略屈，手掌向上，用另手轻握肘尖，四指在外，以拇指指腹所在的内肘尖内下侧、横纹内侧凹陷处即是

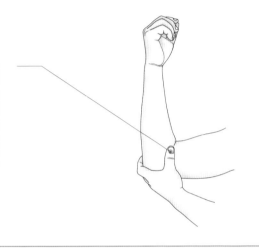

内关穴

主治：这个穴位施治对于因怀孕呕吐、晕车、手臂疼痛、头痛、眼睛充血、恶心想吐、胸肋痛、上腹痛、腹泻、痛经等症状，具有明显的缓解作用；对心绞痛、精神异常、风湿疼痛、胃痛、脑卒中、哮喘、偏瘫、偏头痛、产后血晕、忧郁症，具有明显的改善和调理作用；长期按压这个穴位，还能够治疗失眠、心悸等。

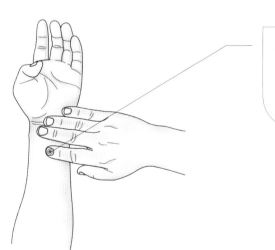

将右手三个手指头并拢，无名指放在左手腕横纹上，这时右手食指和左手手腕交叉点的中点，就是内关穴

极泉穴

主治：此穴施治能够有效治疗各种心脏疾病，如心肌炎、心绞痛、冠心病、心悸、心痛等；长期按揉此处穴位，对肩臂疼痛、臂丛神经损伤、臂肘冷寒、肩关节炎、肋间神经痛、黄疸、腋臭、息病等疾患，具有很好的调理和保健作用；还能够缓解上肢麻木的现象；在现代中医临床中，常利用此穴位治疗心绞痛、肋间神经痛、颈淋巴结核等。

正坐，手平伸，举掌向上，屈肘，掌心向着自己头部，以另一只手中指按腋窝正中凹陷处即是

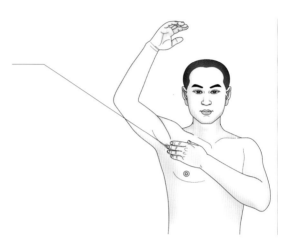

少泽穴

主治：利用此穴对于初期脑卒中、暴卒、昏沉、不省人事的患者，可以使其气血流通，有起死回生的作用；对头痛、目翳、咽喉肿痛、短气、肋间神经痛、前臂神经痛、颈项神经痛、耳聋、寒热不出汗等症状，都具有很好的保健和调理作用；能够治疗乳痛、乳汁少等乳疾；在现代中医临床上，常利用此穴治疗乳腺炎、乳汁分泌不足、神经性头痛、脑卒中昏迷、精神分裂等症状。

掌背向上、掌面向下，以另一只手轻握小指，弯曲拇指，指尖所到达的小指指甲外侧下缘处即是该穴

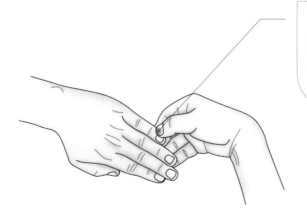

阳池穴

主治：通过此穴位能治妊娠呕吐、女性汗毛过长；按摩此穴，对腕关节及周围软组织风湿等疾患，腕痛无力、肩臂痛不得举等症状具有很好的疗效；利用此穴能治疗耳鸣、耳聋、眼睛红肿、咽喉肿痛；长期按压此穴，对糖尿病、子宫不正等病症具有调节、改善的作用。

正坐，手平伸，屈肘向内，翻掌，掌心向下，用另一手轻握手腕处，四指在下，拇指在上，弯曲拇指，以指尖垂直按手表腕横纹中点穴位即是

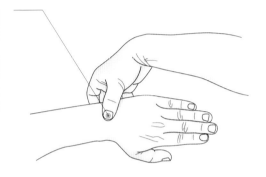

外关穴

主治：利用此穴可以治疗头痛、颊痛、目赤肿痛、耳鸣、耳聋等头面五官疾患，热病、胁肋痛、上肢痹痛、瘰疬。临床治疗偏头痛、高热、神经性耳聋、肋间神经痛、落枕、急性腰扭伤等常通过此穴施治。

取正坐或站位，一手屈肘手背向前，一手三指并拢，食指横纹贴住腕背横纹中点处，与之相对的无名指边缘处即是该穴

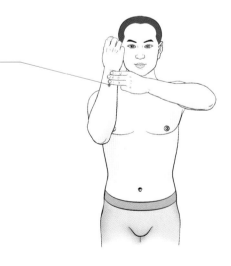

手三里穴

主治： 指压该穴对精神镇定有效，可治疗精神性阳痿；此外，治疗齿痛、喉肿也很有效。该穴为人体手阳明大肠经上的重要穴道之一，可以治疗手腕筋肉疼痛、精神性阳痿等。

侧坐，一手屈肘呈 90°，一手三指并拢覆于其上，食指边缘贴住屈肘横纹处，与之相对的无名指横纹处即是该穴

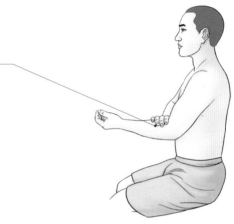

臀腿足部

足三里穴

主治： 按压此穴有养生保健的功能，利用足三里穴能够增强体力、消除疲劳、强壮神经、预防衰老，对结核病、伤风感冒、高血压、低血压、动脉硬化、冠心病、心绞痛、风心病、肺心病、脑溢血后遗症具有预防治疗的作用，经常按摩能够祛病延年，所以也称长寿穴；能够理脾胃、调气血、补虚弱，防治肠胃疾病，对胃肠虚弱、胃肠功能低下、食欲不振、羸瘦、腹膜炎、肠雷鸣、腹泄、便秘、消化吸收不良、肝脏疾患等，都具有很好的疗效。

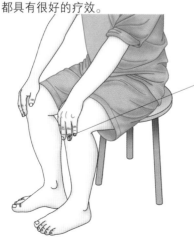

正坐，屈膝 90°，手心对髌骨（左手对左腿，右手对右腿），手指朝向下，无名指指端处即是该穴

丰隆穴

主治：丰隆穴是中医针灸中最好的化痰穴，长期按压此处穴位，能够化痰湿、宁神志，主治痰多、咳嗽等疾患；长期按压此穴，还能够治疗头痛、眩晕、下肢神经痉挛、麻痹、便秘、尿闭等病症，具有很好的调理保健功能。

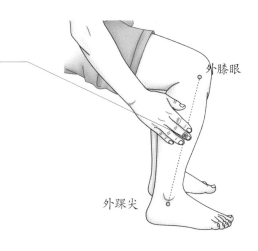

正坐、屈膝、垂足，一手手指放于同侧腿的侧部，其中指位于外膝眼到外踝尖连线的中点处，则中指所在位置即是穴位

外膝眼

外踝尖

三阴交穴

主治：施治此穴对妇科疾病很有疗效，如子宫功能性出血、月经不调、痛经、带下、不孕、崩漏、闭经、子宫脱垂、难产、产后血晕、恶露不行等；还能治疗男女生殖器官的疾病，如遗精、遗尿、阳痿等；按压此穴能够使腹胀、消化不良、食欲不振、肠绞痛、腹泻、失眠、神经衰弱、全身无力、下肢麻痹、神经痛、脚气病、更年期综合征等得到缓解。

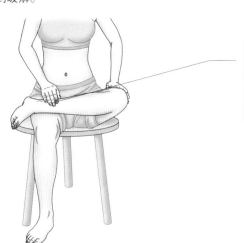

正坐，抬脚置另一腿上，以另一侧手除拇指外的四指并拢伸直，并将小指置于足内踝上缘处，则食指下，踝尖正上方胫骨边缘凹陷处即是该穴

血海穴

主治：施治此穴，具有祛瘀血和生新血的功能，属于女子生血之海；能够清血利湿，可以治疗一切血病及月经不调、崩漏（月经过多）、闭经等病症；对荨麻疹、丹毒、湿疹、疤疮、膝痛等，具有很好的保健调理功效；按摩敲打此穴，可以缓解治疗湿痒疮毒。

正坐，翘左足置放在右腿膝上，将右手拇指以外的四指并拢，小指尖置于膝盖骨内侧的上角，则食指指肚所在位置即是该穴

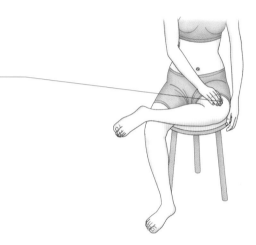

阴陵泉穴

主治：利用这个穴位能够清脾理热、宣泄水液、化湿通阳，对通利小便、治疗脐下水肿具有特效；能够使腹胀、腹绞痛、肠炎痢疾、膝痛等得到缓解；对尿潴留、尿失禁、尿路感染、月经不调、阴道炎、膝关节及周围软组织疾患，具有很好的改善、调理和保健效果。

正坐，将一脚翘起，置放于另一条腿膝上。另一侧手轻握膝下处，拇指指尖所在的膝下内侧凹陷处即是

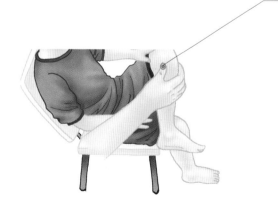

委中穴

主治：施治这个穴位，具有通络止痛、利尿祛燥的作用；对腰背、腿部的各种疾病，如腰腿无力、腰痛、腰连背痛、腰痛不能转侧等，都有良好的疗效；长期按摩这个穴位，能够有效治疗四肢发热、热病汗不出、小便难，以及中暑、急性胃肠炎、坐骨神经痛、小腿疲劳、颈部疼痛、下肢瘫痪、臀部疼痛、膝关节疼痛、腓肠肌痉挛等病症。

端坐垂足，双手轻握大腿两侧，拇指在上，其余四指在下，食指放于膝盖里侧，即腿弯的中央，则食指所在的位置即是该穴

股门穴

主治：按压这个穴位可以舒筋通络、强腰膝；可以治疗精神神经系统的疾病，如坐骨神经痛、下肢麻痹、小儿麻痹后遗症；对腰背痛、股部炎症等，也具有明显的调理和改善作用。

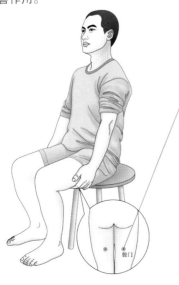

正坐，双手食指与中指并拢，其他手指弯曲，放于大腿后正中，臀部与膝盖的中间位置偏上处，则中指所在位置即是

昆仑穴

主治：施治此穴具有消肿止痛、散热化气的作用；这个穴位对于腿足红肿、脚腕疼痛、脚踝疼痛、踝关节及周围软组织疾病等具有疗效；对女性卵巢、男性睾丸功能等疾患，具有调整和改善作用；按摩这个穴位还能够缓解头痛、项强、目眩、肩痛、腰背痛、坐骨神经痛、关节炎等症状；此穴位对难产、胞衣不下、脚气、小儿搐搦等病症也有很好的疗效。

正坐垂足，将要按摩的脚稍向斜后方移至身体侧边，脚跟抬起。用同侧手，四指在下，掌心朝上扶住脚跟底部。拇指弯曲，指腹置于外脚踝后的凹陷处，拇指所在位置即是

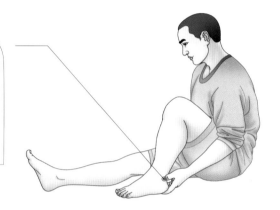

涌泉穴

主治：施治涌泉穴具有散热生气的作用；长期按摩这个穴位，能够益肾、清热、开郁；治疗咽喉肿痛、头痛、目眩、失音、失眠、小便不利、休克、中暑、脑卒中、高血压、癫痫，对女子不孕、月经下调、阴痒、阴挺等疾病，具有特效；还能缓解并治疗神经衰弱、糖尿病、更年期障碍、肾脏疾病等。

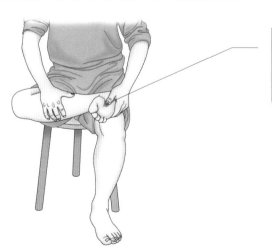

正坐，翘一足于另一膝上，足掌朝上，用另一手轻握，四指置于足背，弯曲拇指按压处即是

环跳穴

主治：施治这个穴位对腰痛、背痛、腿痛、坐骨神经痛等疾病具有特效；长期按摩这个穴位，对下肢麻痹、腰部肌炎、大腿肌炎、膝部肌炎、风疹、脚气等疾病，具有很好的调理、改善、医治和保健作用。

自然站立，或侧卧，伸下足，屈上足，同侧手插腿臀上，四指在前，拇指指腹所在位置的穴位即是

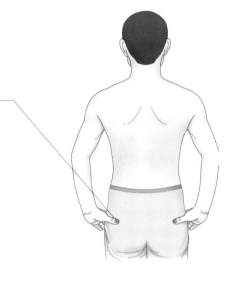

太溪穴

主治：施治这个穴位，有清热生气的作用；能够益肾、清热、健腰膝、调节内脏，并且对肾炎、膀胱炎、月经不调、遗尿、遗精、神经衰弱、腰痛、足底疼痛等病症具有一定的调节和缓解作用；通过刮按这个穴位，还能够有效治疗女性子宫疾患；对于咽喉肿痛、耳鸣、失眠、脱发、牙痛、气喘、胸闷、咯血、健忘等症状，也具有很好的保健和调理作用。

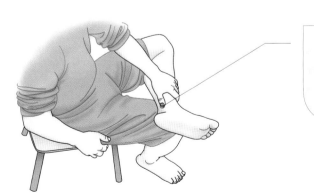

抬一足置于另一腿膝盖上。用同侧手轻握，四指握住脚踝，弯曲拇指按压即是

承山穴

主治：施治此穴，具有舒筋活血的作用；经常按摩这个穴位，对腰腿疼痛、坐骨神经痛、腓肠肌痉挛、腰背疼痛、足跟疼痛、膝盖劳累，具有非常明显的疗效；长期按摩这个穴位，还能够治疗并改善四肢麻痹、脚气、痔疮、便秘、脱肛等疾病。

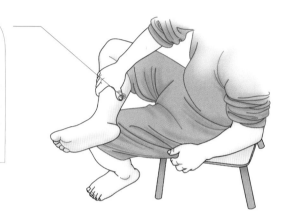

正坐翘足，将欲按摩的脚抬起，置放在另一腿的膝盖上方。用同侧的手掌握住脚踝，拇指指腹循着脚后跟正中（阿里基腱）直上，在小腿肚下，"人"字形的中点处即是该穴

太冲穴

主治：按摩该穴位，具有平肝、理血、通络的作用，能使头痛、眩晕、高血压、失眠、肝炎等症状得到调理和缓解；长期按压这个穴位，对月经不调、子宫出血、乳腺炎、肾脏炎、肠炎、淋病、便秘等病症，具有很好的改善和保健作用。

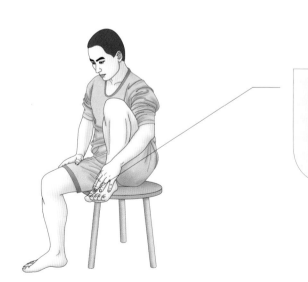

正坐，垂足，曲左膝，举脚置座椅上，臀前，举左手，手掌朝下置于脚背，弯曲中指，中指指尖所在的位置即是

阳陵泉穴

主治： 施治此穴，可以治疗黄疸、口苦、呃逆、呕吐、胁肋疼痛等肝胆病症、下肢痿痹、膝膑肿痛等下肢、膝关节疾患肩痛。现代常用于治疗胆囊炎、胆石症、肝炎、坐骨神经痛、下肢瘫痪、膝关节病变、肩关节周围炎、肋间神经痛、小儿舞蹈病等。

正坐，垂足约呈 90° 角，上身稍前俯，用右手手掌轻握左膝盖前下方，四指向内，拇指指腹所在位置的穴位即是

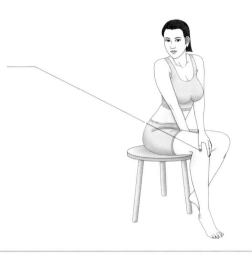

长强穴

主治： 施治此穴，能够促进直肠的收缩，使大便畅通，还能治疗便秘，并且能迅速止腹泻；长期坚持按压这个穴位，具有通任督、调肠腑的作用，对肠炎、腹泻、痔疮、便血、脱肛等疾患，都具有良好的治疗效果；还对阴囊湿疹、引产、阳痿、精神分裂、癫痫、腰神经痛等病症，具有很好的调理和改善功能。

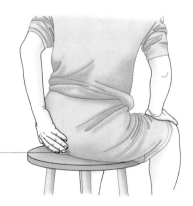

正坐，上身前俯，伸左手至臀后，以中指所在的位置的穴位即是

委阳穴

主治：利用此穴可治腰背痛、腓肠肌痉挛、小腹胀满、小便不利等。对治疗晕车有远近期疗效。

站位，将拇指内侧边缘贴于胸窝横纹中点处，其外缘中点处即是委阳穴所在

照海穴

主治：利用此穴可以治疗痫症、失眠等精神问题、神志疾患、咽干咽痛、目齿肿痛等五官热性病症，小便不利、小便频数、月经不调、痛经、赤白带下等妇科病症，下肢痿痹等。现代常用于治疗尿道炎、肾炎、神经衰弱、癫痫、月经不调、功能性子宫出血等。配列缺主治咽喉肿痛。

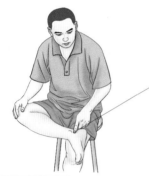

坐位，右脚搭在左腿上，露出脚踝内侧踝尖，踝尖下方凹陷处即是该穴

光明穴

主治：施治此穴，有疏肝明目、活络消肿的功用。对治疗五官科疾病：睑缘炎、屈光不正、夜盲、视神经萎缩效果显著；也可以治疗神经系统疾病：偏头痛、精神病；运动系统疾病：膝关节炎、腰扭伤。

坐位，一腿屈起，一只手四指并拢，另一只手三指并拢，上下叠加，下方手小拇指外缘贴在外踝尖处，上方手的食指外缘处即是该穴

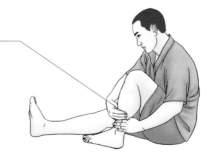

灵台、至阳、筋缩、腰阳关、上髎、次髎、中髎、下髎诸穴

采站位或正坐位，挺直背部，低头，用手摸后颈部底端凸起（即大椎穴），然后沿脊椎骨向下数其节数，按照图中提示，便可找到相应穴位所在

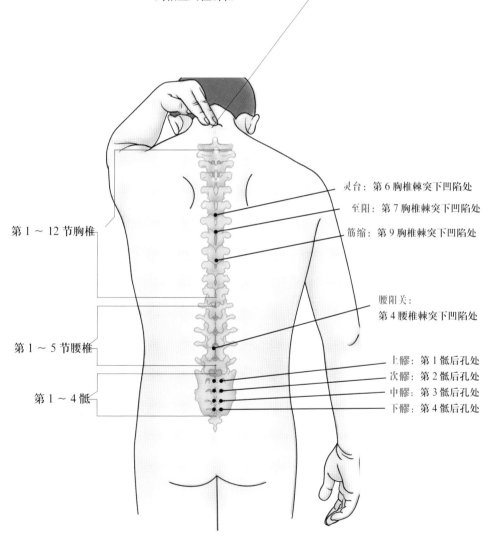

灵台：第6胸椎棘突下凹陷处

至阳：第7胸椎棘突下凹陷处

筋缩：第9胸椎棘突下凹陷处

第1～12节胸椎

腰阳关：
第4腰椎棘突下凹陷处

第1～5节腰椎

上髎：第1骶后孔处

次髎：第2骶后孔处

中髎：第3骶后孔处

下髎：第4骶后孔处

第1～4骶

肺俞、心俞、膈俞、肝俞、胆俞、脾俞、胃俞、三焦俞、肾俞、气海俞、大肠俞、关元俞诸穴

采站位或正坐位，挺直背部，低头，用手摸后颈部底端凸起（即大椎穴），然后沿脊椎骨向下数其节数，按照图中提示，便可找到相应穴位所在

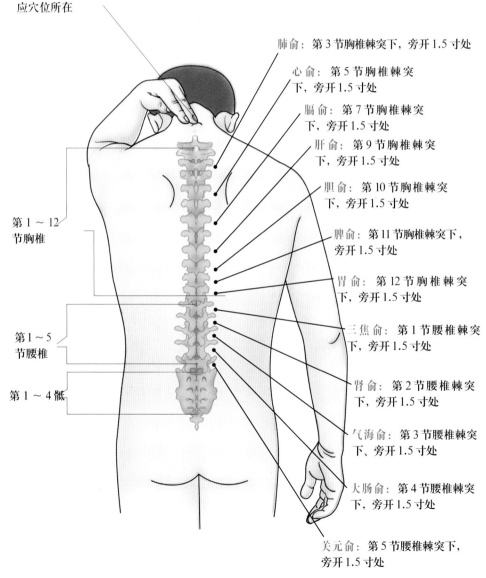

第 1 ～ 12 节胸椎

第 1 ～ 5 节腰椎

第 1 ～ 4 骶

肺俞：第 3 节胸椎棘突下，旁开 1.5 寸处

心俞：第 5 节胸椎棘突下，旁开 1.5 寸处

膈俞：第 7 节胸椎棘突下，旁开 1.5 寸处

肝俞：第 9 节胸椎棘突下，旁开 1.5 寸处

胆俞：第 10 节胸椎棘突下，旁开 1.5 寸处

脾俞：第 11 节胸椎棘突下，旁开 1.5 寸处

胃俞：第 12 节胸椎棘突下，旁开 1.5 寸处

三焦俞：第 1 节腰椎棘突下，旁开 1.5 寸处

肾俞：第 2 节腰椎棘突下，旁开 1.5 寸处

气海俞：第 3 节腰椎棘突下、旁开 1.5 寸处

大肠俞：第 4 节腰椎棘突下，旁开 1.5 寸处

关元俞：第 5 节腰椎棘突下，旁开 1.5 寸处

胃仓、志室、腰眼、秩边诸穴

采站位或正坐位，挺直背部，低头，用手摸后颈部底端凸起（即大椎穴），然后沿脊椎骨向下数其节数，按照图中提示，便可找到相应穴位所在

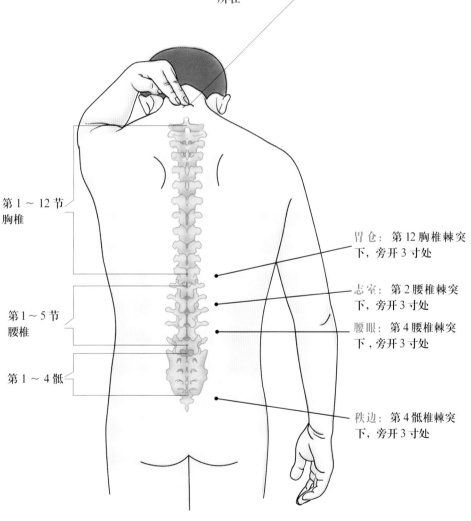

第 1 ～ 12 节
胸椎

第 1 ～ 5 节
腰椎

第 1 ～ 4 骶

胃仓：第 12 胸椎棘突下，旁开 3 寸处

志室：第 2 腰椎棘突下，旁开 3 寸处

腰眼：第 4 腰椎棘突下，旁开 3 寸处

秩边：第 4 骶椎棘突下，旁开 3 寸处

图书在版编目（CIP）数据

家庭拔罐速查手册/《健康大讲堂》编委会主编
. —哈尔滨：黑龙江科学技术出版社,2014.7
ISBN 978-7-5388-7976-6

Ⅰ.①家… Ⅱ.①健… Ⅲ.①拔罐疗法—手册
Ⅳ.①R244.3-62

中国版本图书馆CIP数据核字(2014)第162670号

家庭拔罐速查手册

JIATING BAGUAN SUCHA SHOUCE

主　　编　《健康大讲堂》编委会
责任编辑　闫海波
封面设计　吴展新
出　　版　黑龙江科学技术出版社
　　　　　地址：哈尔滨市南岗区建设街41号 邮编：150001
　　　　　电话：(0451)53642106 　传真：(0451)53642143
　　　　　网址：www.lkcbs.cn 　　　　www.lkpub.cn
发　　行　全国新华书店
印　　刷　深圳市雅佳图印刷有限公司
开　　本　711mm ×1016 mm 　1/16
印　　张　16
字　　数　170千字
版　　次　2015年1月第1版 　2015年1月第1次印刷
书　　号　ISBN 978-7-5388-7976-6/R·2364
定　　价　29.80元

【版权所有，请勿翻印、转载】